Das Muskeltestbuch:

Funktion–Triggerpunkte–Akupunktur

应用肌动学肌肉测试手册：

功能·触发点·针灸

第 3 版

著者 〔德〕汉斯·加藤（Hans Garten）

主译 贾延兵 李长江 刘 浩

U0217551

北京科学技术出版社

Elsevier（Singapore）Pte Ltd

3 Killiney Road，#08–0I Winsland House I，Singapore 239519

Tel：（65）6349–0200；Fax：（65）6733–1817

注　意

著作权合同登记号：图字 01–2021–4531

图书在版编目（CIP）数据

应用肌动学肌肉测试手册：功能·触发点·针灸/（德）汉斯·加藤（Hans Garten）著；贾延兵，李长江，刘浩主译.—北京：北京科学技术出版社，2024.8

ISBN 978–7–5714–2351–3

Ⅰ.①应… Ⅱ.①汉… ②贾… ③李… ④刘… Ⅲ.①肌肉—运动生理学—手册 Ⅳ.①R322.7–62

中国版本图书馆CIP数据核字（2022）第096849号

责任编辑：于庆兰		**网　址**：www.bkydw.cn	
责任校对：贾 荣		**印　刷**：雅迪云印（天津）科技有限公司	
图文制作：北京创世禧电脑图文设计有限公司		**开　本**：710 mm×1092 mm　1/16	
责任印制：吕 越		**字　数**：366 千字	
出 版 人：曾庆宇		**印　张**：18.75	
出版发行：北京科学技术出版社		**版　次**：2024 年 8 月第 1 版	
社　　址：北京西直门南大街 16 号		**印　次**：2024 年 8 月第 1 次印刷	
邮政编码：100035			
电　　话：0086–10–66135495（总编室）			
0086–10–66113227（发行部）			
ISBN 978–7–5714–2351–3			

定　　价：148.00 元

译者名单

主　译　贾延兵　李长江　刘　浩

译　者（按姓氏比画排序）

王立端（山东第二医科大学）

刘　浩（山东第二医科大学）

刘志超（山东第二医科大学）

刘晓艳（山东第二医科大学）

李长江（新疆医科大学第五附属医院）

李慧琳（山东第二医科大学）

段玉双（山东第二医科大学）

贾延兵（山东第二医科大学）

第 3 版前言

第 3 版在之前版本上进行了诸多改进，通过彩色印刷和放大排版，读者可以有更好的阅读体验。应用肌动学肌肉测试技术已日益成为运动医学、整骨疗法和手法治疗领域临床诊断的重要工具。亲爱的读者和出版商，非常感谢你们为本书出版和传播所做出的贡献！

汉斯·加藤（Hans Garten）

慕尼黑

2017 年 4 月

第 1 版前言

本书旨在为骨科、神经病学、一般临床医学、物理治疗学和整骨疗法的相关人员提供日常实践中需要的简要参考。徒手肌肉测试是一项功能性神经肌肉评估技术，是现代功能测试的组成部分之一。徒手肌肉测试在美国物理治疗学领域的应用历史悠久（Lovett und Martin，1916；Kendall und Kendall，1952），在欧洲则时间不长（Janda，1994）。欧洲与北美洲的专业人士开展徒手肌肉测试的方法略有不同，但两者都使用分级系统来评判肌肉"力量"。应用肌动学由 Goodheart 于 1964 年创立（Goodheart，1964），是将徒手肌肉测试作为功能诊断工具，应用更精细，而肌肉测试结果的评价不是以力量为导向而是以功能为导向。因此，专业应用肌动学（Professional Applied Kinesiology，PAK®）的肌肉测试作为一种以本体感觉功能为导向的方法不仅在运动医学领域（在没有肌力下降的情况下，进行不同强度的运动项目后出现疼痛和易损伤状态）适用，在其他领域也是不可或缺的。

只有在肌肉的神经和本体感觉控制不受影响时，训练弱化的肌肉才是明智且高效的治疗方法。这种情况可以通过徒手肌肉测试中正常的反应（正常反应性）加以验证。

应用肌动学提供了一系列治疗技术，可以使测试反应异常（抑制性、低反应性或过度易化性、高反应性）的肌肉正常化。这些技术在概论中只进行简单介绍，进一步学习请参考神经肌肉功能评估（Neuromuskuläres Funktionelles Assessment，NFA）系列图书（Garten，2012，Garten und Weiss，2007）。

对于肌肉作用的具体描述将按照统一的结构进行编排，这使得读者更容易查阅相关内容。重要的插图都集中在对开页上。

起点、止点和功能： 这些知识对于能正确摆位由肌肉收缩引起移动的身体部位以及能正确应用的测试矢量极为重要。

弱化表现： 列出这些表现是因为肌肉的评估不只是应用徒手测试，还应包括姿势分析。

测试： 测试是在患者起始位置的基础上进行，作为检查者，必须向患者解释将要进行的动作。因此，插图中箭头描述的是患者肢体运动的方向。

内脏躯体系统的 7 个因素： 包括运动神经支配和内脏体壁反射、神经淋巴反射点、神经血管反射点、营养不良、针灸经络与器官。

引流点〔镇静点（sedationspunkt，S）〕： 每个都给出了正常反应性肌肉的测试。

补足点〔补益点（tonisierungspunkt，

T）〕：如果相关经络中存在的虚弱情况导致了肌肉抑制，补足点的定位治疗可使测试中的功能抑制性肌肉正常化。

脊源性反射（SR）：不仅可以在触发点触诊到疼痛和紧张，还可以在脊源性反射综合征的点或区域（诊断上必须与触发点相鉴别）触诊到疼痛和紧张。

触发点：各个肌肉最常见的触发点与其附近相关的穴位。插图展示了疼痛的牵涉模式。

肌筋经络、远端有效穴位：这些点通常位于经络上的周围针灸穴位区域，与特定肌肉具有脊髓节段性或形态学关系。整个肌肉功能链会受到这些远端点的影响，这在肌肉功能方面被称为肌腱肌肉链。有效点可以从疼痛牵涉模式图中看到。

拮抗松弛技术：关于此项骨科手法物理治疗技术（见 Garten，2011；Jones，1981）

的摆位技术在本书中未做详细描述，但是根据所显示的测试位置可窥得一二。测试位置对应的是肌肉平均缩短位置，因此只需对体位进行调整即可实现最大缩短。

拉伸测试：此测试，一方面与诊断肌肉缩短和紧张度有关，另一方面在测试期间可以诱发触发点的牵涉痛，这有助于诊断肌筋膜与触发点的问题。拉伸测试的定位与采用喷雾和拉伸治疗肌筋膜疾病的定位，以及与等长收缩后放松技术的定位相一致。

等长收缩后放松技术（postisometric relaxation，PIR）：本书描述了此技术在单个肌肉中的应用方法。图中箭头表示肌肉收缩的矢量方向。

汉斯·加藤（Hans Garten）
慕尼黑，2008 年夏

目录

第 **1** 章 概论

1.1 肌肉功能与肌肉功能障碍

运动检查结果

应用徒手肌肉测试进行运动检查适用于肌肉功能障碍（包括损伤后）、神经肌肉系统退行性病变、非炎症性为主的关节疾病（如四肢与中轴骨关节的疼痛和活动受限），以及作为神经病学的扩展性功能测试（如在肌肉特异性反射的鉴别检查）（参见 Garten，2012，kap.12；Garten，2016，kap. 2 und 7）。

肌肉功能障碍

当肌肉出现本体感觉障碍、肌肉结构损伤和肌肉退行性病变时，称为原发性肌肉功能障碍（或"肌内障碍"）。如果障碍发生在神经肌肉反射弧及其中枢调节区域，而肌肉本身结构（肌腱、梭内和梭外纤维及本体感受器）是完整的，则称其为继发性肌肉功能障碍（有关"运动控制"主题的内容，请参见 Garten，2012，kap. 12）。

继发性肌肉功能障碍是由周围性或中枢性神经卡压（后者在椎间孔区域）及脊髓节段上中枢控制障碍引起的，异常反射活动也导致肌肉功能障碍，其机制仅部分被阐明。内脏反射活动已得到很好的研究了，将肌肉与各个器官活动相关联是一种源于整骨疗法的经验体现。Chapman（查普

曼）发现并描述了通过处理特定的皮肤和皮下区域可以改善器官功能这一事实（Owens，1937；Lines，McMillan et al，1990）。另一方面，Goodheart 再度发现这些"查普曼反射"能够显著改善某些肌肉的功能（Goodheart，1965；Goodheart，1970），这就说明"器官 – 肌肉关联"的存在。

在确认肌肉的实际功能状态后（本书中所描述），必须通过功能性神经肌肉评估的诊断手段找到障碍的原因。为此 Garten（2012）在书中详细阐述了相关诊断。本书介绍了与肌肉相关的内脏躯体系统的相关重要因素，以便读者在阅读基础知识后，利用这些因素对患者进行治疗，读者可以对患者进行检查并给予纠正。

- 运动神经支配。
- 内脏体壁反射。
- 神经淋巴反射点。
- 神经血管反射点。
- 器官。
- 针灸经络。
- 营养不良的常见原因。

徒手肌肉测试 —— 简要概述

- 应用肌动学肌肉测试是通过患者肌肉主动等长收缩进行测试。患者必须做出最大努力。
- 当患者达到最大等长收缩时，检查者在短时间（最长为 1 秒）内叠加较小的测试阻

力，即将等长收缩转变成离心收缩。

- 如果想要患者在此期间继续保持测试位置，就需要感觉传入和运动传出神经系统功能以及中枢神经控制功能正常。这些系统如果出现障碍会显著抑制肌肉活动并影响测试结果。

操作方法

将被测试肌肉所运动的肢体或身体部位置于特定的起始位置，该起始位置通常能够使肌肉的起止点足够接近并能使肌肉发挥出最大效率。

用手轻轻接触该身体部位的远端。避免点状接触，尤其是骨突部位，以免在测试过程中引发疼痛。

嘱患者以最大力量推或拉动该身体部位并与检查者施加阻力的方向形成对抗。检查者根据患者不断增加的力量调整阻力并使测试肌肉保持等长收缩状态。

如果检查者感觉患者的力量不再进一步增加，即肌肉已达到其最大等长收缩，检查者接下来将在短时间内略微增加测试阻力，这会将等长收缩变为离心收缩，同时被检查肌肉的拉长会导致关节小幅度活动。在肌肉功能正常时，患者应该能够保持测试位置。

在功能正常运作的肌肉中，当从等长收缩过渡到离心收缩时，测试者会感觉到有硬弹性的"齿合"感。

肌肉测试的条件要求、错误原因和预防

通过控制测试矢量和测试位置以"分离"主要主动肌

- 密切关注每块肌肉特定的测试矢量：它必须与肌肉收缩时身体部位发生移动的弧线方向相同。检查者的手必须精准接触，以便患者在触觉的引导下沿正确的方向发力。测试手应伸直，不要抓握住肢体。

- 主要主动肌应调整至最佳长度才能产生最大收缩力。例如，同样是肩外展，三角肌在肩外展 90° 时能够发挥最佳效能，而协同作用的冈上肌在肩外展为 30° 时能发挥其最佳效能。因而，肌肉的测试位置是根据肌肉最佳收缩长度确定的。

- 患者和检查者不得在测试过程中以及同一肌肉两次测试期间改变姿势。通常患者无意识的姿势改变是为了更好地募集协同肌（代偿）。在此情况下，应再次提示并纠正患者后重复测试。

稳定患者姿势

在肌肉测试期间患者必须处于最佳的稳定状态，即通过躺在治疗床上，或由检查者身体以及椅背或类似物给予支撑，以避免不必要的肌肉募集（代偿），并且能给予患者"安全感"使其最大限度地收缩测试肌。

合适的"时序"

- 患者首先根据检查者对测试矢量的描述并在提示下开始收缩肌肉。最初，检查者只是做肌肉长度不变的抗阻，从而实现等长收缩。当检查者感觉到患者的肌肉收缩力不再持续增加时，会额外地施加少量阻力以使肌肉能够最小限度地被拉长，从而将等长收缩转变为离心收缩。这个"额外阻力"持续地短暂性增加阻力，而不是突然发力。在测试阻力短暂增加后必须减小阻力，否则离心收缩会自然地改变肌肉最佳收缩长度。尤其在测试肌肉本体感觉适应能力时需将关节的偏移范围限制在最小（最大约 5°）。

- 整个测试过程只需要大约 2 秒，时间再长则不能保持最大等长收缩力量。对患者而言，肌肉收缩持续时间较长容易疲倦，并且存在被误诊为肌肉抑制的风险。

选择正确的杠杆比率

被测肌肉的杠杆和检查者的反向杠杆应大体一致。这样可以防止检查者所施加的阻力以压倒性优势超过患者的力量，以便提供更加可控的测试。检查期间，检查者的身体应符合人体工效学。

给出正确、中立的指令，避免预测

原则上检查者必须在不对测试结果有任何预测的情况下进行测试。给予患者的指令必须保持中立（没有引导性）并具有鼓励性，以便始终获得最佳结果。微小无意识的适时变化都会影响测试结果。

不要屏住呼吸

在测试期间，患者不应深呼吸和屏住呼吸。在那些有颅骶系统障碍的患者中可以观察到"吸气辅助性病变"（参见 Garten，2012，kap. 10 和 Garten，2016，kap. 3.3）。当肌肉强烈收缩时，患者也应该可以"轻松地呼气"。

咀嚼器官控制的影响

由于牙咬合障碍（咬合紊乱）普遍存在，受试者可能在用力抗阻时出现咬合代偿是一种应激反应，所以进行刺激性诊断时，尽量在可控范围内进行。因此，患者在尽最大努力收缩肌肉的同时不应该咬紧牙关。

患者的手需离开身体

在测试期间，患者不应该用一只手或双手去触摸自己的身体，因为这会导致测试结果不可控地改变：触摸存在紊乱的区域也是一种诊断性刺激（见"治疗性定位"，参见 Garten，2012，kap. 3）。

反复测试的疲劳

如果每次最大等长收缩持续 1 秒，则正常肌肉至少可以连续测试 15 次。如果肌肉较快出现疲劳的情况，肌肉可能存在有氧或无氧代谢障碍（参见 Garden，2012，kap. 10）。

徒手肌肉测试关键规则的总结

- "分离"主要主动肌
- 控制测试位置
- 确保姿势稳定
- 避免不必要的募集
- 由患者启动测试时序
- 提供正确的指令
- 检查咀嚼器官的影响
- 患者的手需离开身体
- 控制测试手的接触方式
- 不要屏住呼吸
- 关注特殊的疲劳表现

肌肉测试结果的解读

"强"和"弱"

肌肉能够对抗检查者不断增加的力量，即对抗检查者施加额外最小阻力时仍能保持测试位置，这块肌肉被认为是"强"。

在达到最大等长收缩之前的任何时候或者在达到最大等长收缩后检查者施加额外最小阻力时不能维持测试位置，该肌肉被认为是"弱"。这表明肌肉存在神经肌肉本体感受器障碍。

正常反应性肌肉

就功能性神经肌肉评估的测试意义而言，重要的不仅是测试肌肉的"强"还是"弱"，还要进一步区分能够"限制"关节的那块"强"肌肉及其反应是否正常、其反应的灵敏度是否正常或是否处于过度易化状态——γ运动神经元处于无意识过度活跃状态，这导致其不会对某些具有抑制（"弱化"）作用的刺激做出反应。

如果测试为"强"的主要主动肌可以通过以下任何一项措施被抑制（功能减弱），并且关节产生运动（继续离心收缩），则此肌肉复合体具有"正常反应性"。

- **在测试中徒手缩短主要主动肌的肌梭：**缩短肌梭实际上是一种徒手操作方法，深度触压肌腹中心外的两个点，并将两点沿着肌肉的纵轴向中心推动，此去强化效应最多持续至随后测试中肌肉达最大收缩时，因为这会通过 α－γ－运动神经元共同激活使肌梭细胞再强化。

- **对与主要主动肌相关的针灸经络上的引流点（镇静点）进行刺激：**可以通过徒手轻轻地叩击或按摩来完成对引流点的刺激。刺激产生的效果最多持续约 30 秒，肌肉的再测试必须在此期间内完成。

- **在肌腹部位放置一至少 3000 高斯（＝0.3T）强磁体的磁极：**使用轴向磁化性磁铁，其中一端代表北极，另一端代表南极。Angermaier 在一项小型研究中描述了磁铁的北极具有可重复抑制效果的技术（Angermaier，2006）。该抑制效果通常在同一患者的同一检查状态中是一致的。

高反应性肌肉

能够对抗检查者在规范测试过程中施加的力，但不能被正常反应性肌肉中所描述的任一抑制措施所抑制的肌肉（肌群）。

高反应性（hyperreactive）还有其他各种各样的表达术语。"反应性（reactive）"是基于动词"反应（to react）"的形容词，其中包含了反应时间及质量的程度。

同时，使用过的表达术语有"高张性（hypertonus）"（Gerz，2000）、"过度易化（hyperfacilitation）"（Shafer，研讨会资料）、"条件性过度易化（conditionally hyperfacilitated）"（Schmitt und Yanuck，1999）。在 Garten（2012，kap. 2.3）中对高张性概念在内容上和本质上与高反应性的差异进行了阐述。

高张性肌肉

在本书中需要强调的是，术语"高张性"专门应用于在触诊检查时表现出抗拉伸阻力增加和（或）张力黏弹性增加的肌肉。因此以上所述的徒手肌肉测试技术是不能用于高张性肌肉的检查。

锥体系与锥体外系损害以及外周性疾病（伤害感受性反应、疼痛介质）可引起肌肉高张性。

在有症状的肌筋膜复合体中，与功能弱化肌肉紧邻的单个肌肉通常处于高张状态。

低反应性肌肉

低反应性肌肉是指在规定测试过程中无法对抗检查者所施加阻力的任何肌肉（肌群），患者无法保持测试位置。通过以下特征可以将低反应性肌肉与弱化性肌肉区分开来。

- 根据定义，低反应性肌肉可能具有产生最大等长收缩力量（大约 5 级，见表 1.1）的能力，但无法对检查者所施加的将等长收缩转变为离心收缩的阻力做出反应。低反应性肌肉也可能无法达到最大等长收缩力量，肌力分级在 4~~ 4+ 之间［根据英国医学研究委员会（British Medical Research Council，BMRC）］，见表 1.1。

- 通过适当的治疗方法或患者接受合适的诊断性刺激（挑战），低反应性肌肉的抑制性可以立即向正常反应性或高反应性转变。功能改变也可以是渐进的，通过诊断性刺激，在徒手肌肉测试中肌肉反应的表现略有好转或者使其反应变为正常力量（即正常反应性或高反应性）。因此肌肉仅是在功能上被抑制了（"条件性抑制"，见 Schmitt und Yanuck，1999）。

表 1.1　1978 年英国医学研究委员会（BMRC）制定的肌力分级（修改自 1998，Patten）

分级	定义
0	无可察肌肉收缩
1	仅可见肌肉紧张，无运动
2	去重力下，肢体可部分运动
3	可以抗重力完成主动运动
4 –	主动运动并可抗轻微阻力
4	主动运动并可抗 75% 最大阻力
4+	主动运动并可抗强阻力（但弱于健侧）
5	正常肌力；能在抗重力和最大阻力下运动

反应障碍性肌肉（低反应性或高反应性）

高反应性肌肉和低反应性肌肉都可称为"反应障碍性肌肉"，因为这两种状态都表现出肌肉的功能障碍。

弱化性肌肉

肌肉功能无法通过任何治疗措施得到改善。这种肌肉的功能为病理性减弱，而非功

能上减弱。

根据分级量表解释徒手肌肉测试肌力分级评估

应用肌动学肌肉测试的重点是"反应"，而不是"力量"，这似乎与 Janda 和 Kendall 的肌力渐进分级测试系统相矛盾。此适用于神经系统病理性（如脊髓灰质炎患者）原因导致的肌力不足情况的检查。根据这些测试方法进行的肌肉测试不同于上文所讲的应用肌动学肌肉测试，其测试的是肌肉向心收缩的力量，而非严格的等长收缩。因此，普通肌肉力量也可以通过测力设备进行客观检查。问题是，什么是"正常力量"？经典 Kendall 正常参考值设定是基于正常成人的标准，并不完全科学。根据该测试系统得出结论：3 岁儿童颈前侧肌肉的肌力约为成人的 30%，5 岁儿童约可达到成人的 50%，在 10~12 岁时逐渐增加到成人正常值（Kendall und Kendall，1983）。

应用肌动学的神经肌肉功能评估（"功能性肌学诊断"）可解释功能障碍和病理状态两种状况。每天训练并在健身房增强肌肉的竞技运动员具有"正常"的力量值。其功能障碍可表现为：力量的增加似乎落后于训练努力的程度或者运动员在负荷状态下反复受伤，这是因为他们的本体感觉控制功能不能正常运行。应用肌动学肌肉测试的解释涵盖了这一点。

肌力测试分级的解释如 1978 年 BMRC 规定的运动功能测试（见表 1.1）。类似分级方法可见于 Kendall（1983）和 Janda（1994）。应用肌动学肌肉测试中受抑制的低反应性肌肉与 BMRC 分级中的 4 – ~ 4 + 级别相当。例

如，在足趾或足跟肌肉功能障碍导致的异常步态时，可以用应用肌动学肌肉测试。

在进行徒手肌肉测试评估的同时也始终需要检查肌肉受抑制的功能障碍部分。在有手术指征（非疼痛体征）的神经功能缺损（弛缓性麻痹、椎间盘病变和椎管狭窄所致马尾综合征）中，此功能障碍部分并不存在，这可以作为辅助决策的一部分，以确定是否寄希望于保守治疗。

反射检查

基本上徒手肌肉测试与诸如激发腱反射（muskeleigenreflexe，MER）的神经肌肉反馈系统测试是相同的（参见 Garten，2012，kap. 12.2.3），且徒手肌肉测试优于后者。然而 MER 的激发检查亦不可或缺。在徒手肌肉测试正常的案例中存在许多 MER 缺失的情况，而另一方面在 MER 检查正常案例中也存在低反应性肌肉的情况。这可能是因为人体生命系统不是以线性分解方式工作，而是以网状结构方式发挥正常功能的。

1.2　治疗方法

本书不是一本治疗性书籍，而是一本参考性图集。因此，本书主要描述如何将低反应性肌肉恢复正常化反应和放松高张性肌肉。高反应性肌肉通常更多需要的是代谢性治疗方式；详细描述见 Garten（2012）及 Garten 和 Weiss（2007）。

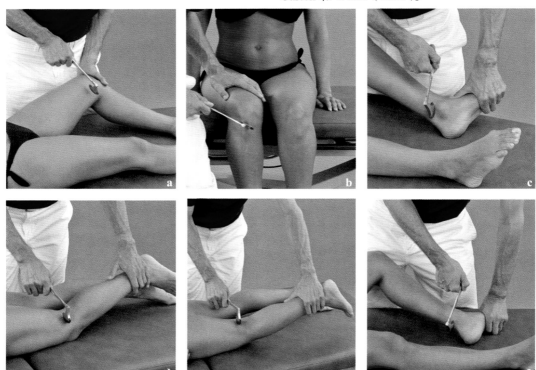

图 1.1　下肢反射检查：a）内收肌反射（L3，4，闭孔神经）；b）髌腱反射（L3 / 4，股神经）；c）胫骨后肌反射（L5，胫神经）；d）股二头肌反射（S1，坐骨神经）；e）半膜肌反射（S1，坐骨神经）；f）跟腱反射（S1，胫神经）

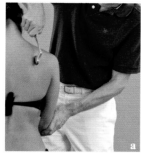
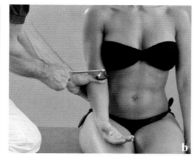
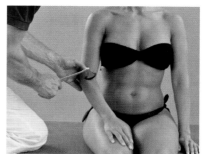
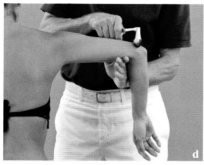
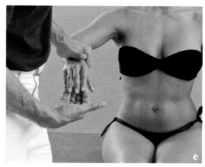

图 1.2　上肢反射检查：a）肩胛肱骨反射（C5，肩胛上神经）；b）肱二头肌腱反射（C6，肌皮神经）；c）肱桡肌反射（C6，桡神经）；d）肱三头肌腱反射（C7，桡神经）；e）特勒姆内征（C8，正中神经、尺神经）

1.2.1　自体易化

在应用肌动学检查和治疗时，应该尽早排查是否存在上级的干扰场（"损伤区域"）发挥作用导致治疗失败或复发（Garten，2016，kap. 1.2.4）。排查适用的工具为"自体易化"（autogene fazilitation，AF）。

操作程序

1. 当障碍的原因发生在肌肉节段时，摩擦低反应性肌肉（作为 AF 的查验方法），如果肌肉功能暂时增强（Weiss，2009），那么 AF 就是阳性。

2. 原则上（或者当不能摩擦到肌肉时，如肩胛下肌或腰肌）患者可以进行 2~3 次中等强度向心（或离心）抗阻收缩。这种方法可以最大强化目标肌肉（Garten，2012，kap. 12.2.3），但需要完整的肌梭反馈

系统参与。这是本体感觉神经肌肉促进技术（proprioceptive neuromuscular facilitation，PNF）的一种变形。如果再次测试显示肌肉功能得到增强，则 AF 为阳性。

解释

当 AF 为阳性时，则继续检查肌肉的功能性部分（"内脏躯体系统的相关因素"，以及肌肉及其肌腱本身结构）。通过摩擦（刺激机械感受器），也可以通过治疗定位或磁治疗定位，使肌肉得以暂时增强：重点是关注脊椎平面中运动神经支配和内脏体壁反射关系、淋巴反射点、肌肉－肌腱过渡区损伤、肌筋膜损伤和触发点。

当 AF 为阴性时，即就算激活肌肉上的本体感受器（包括起止点）或利用类似 PNF 技术进行强化调节都不能使肌肉得到强化，

则必须寻找干扰场或损伤区域：应特别注意有无可见瘢痕的损伤、手术瘢痕（扁桃体切除术、阑尾切除术等）和功能障碍的好发部位（如颞下颌关节、颅骨间连结、足部）。因为在这种情况下，在致病的损伤区域摩擦（通常也有治疗定位或磁治疗定位）可以使肌肉得到强化。

这种损伤区域必须首先用所谓的"损伤－召回技术"（Injury-Recall-Technik）给予处理，因为损伤区域像干扰场一样可以一直不可预测地干扰治疗效果。该类损伤区域被处理后可能会改变患者病症的整体情况（Garten，2016，kap. 1.2.5）。

1.2.2　低反应性肌肉的正常化

这里只提及治疗的几个方面，具体还应根据每块肌肉的表现来进行操作（详见Garten，2012，kap. 10）。

内脏躯体系统的 7 个因素

1. 运动神经支配和内脏体壁反射对应脊髓平面的脊源性病变：脊椎功能障碍可引发伤害性感受，这些伤害性感受可导致相应功能障碍节段椎间孔的运动神经所支配的肌肉功能障碍。除了脊髓节段的运动神经根对功能的影响之外，与器官－肌肉关联的内脏体壁反射平面上的功能障碍也可能产生相同的影响。因此，脊椎的每个节段平面都必须检查和处理。治疗包括脊椎关节调整技术（关节松动）或整骨治疗技术等。此外，还可应用肌动学的呼吸辅助激活技术进行治疗（详见 Garden，2012，kap. 10.2.1）。

2. 神经淋巴反射点（neurolymphatics reflexpoint，NL）：躯体内脏反射区首先是由 Chapman 提出（Owens，1937；Chaitow，1988）。它们是内脏器官的躯体节段的结节性硬结区（从豆粒大小到几平方厘米）。在慢性疾病中，它们表现为肿胀充血状态。现有疾病的持续时间与疼痛程度密切相关。反射区或反射点位于躯干、上臂及大腿处。然而数量最多的是位于前部肋间隙和脊柱后侧。Goodheart 是第一个描述在徒手肌肉测试中使用内脏体壁反射进行诊疗的人（Goodheart，1965）。他发现，正如 Chapman 所述的那样，利用手法处理其中一些反射区域可以消除肌肉功能障碍。此种方式将 Chapman 描述的反射区与肌肉特定的功能抑制模式相关联。Chapman 发现治疗这些区域可以改善相关器官内部及周围的淋巴引流。Goodheart 称之为"神经淋巴反射点"。治疗包括对该点进行定圈按摩，通常需要 30 秒。随着按摩时间的持续，该点的疼痛应逐渐减轻。可以持续按摩几分钟，但应避免过度刺激，因为过度刺激不仅会使人感觉不适，而且不利于淋巴流动。

3. 神经血管反射点（neurovascular reflexpoint，NV）：所谓神经血管反射点最初由 Terrence Bennett D.C.（1977）在 20 世纪 30 年代描述为可能影响身体特定区域和器官循环的经验点。通过将器官和器官的神经血管反射点与肌肉关联，Goodheart（1976）根据经验确定了大多数肌肉的神经血管反射点。

治疗包括在反射点上轻微拉动皮肤，保持接触直到感觉到脉搏的轻微跳动，这种状况大约会在接触 20~30 秒后发生，理想情况下呈双侧分布的反射点应该感觉到同步的脉动（详见 Garten，2012，kap. 10.2.1）。

4. 硬膜张力：在整骨学中，硬膜张力主要被理解为伴有颅骨 – 髂骶 – 尾骨失衡的轴性器官扭转。上述问题与肌肉功能障碍有关。但由于无法进行系统化分类，因此本书不涵盖此因素（详见 Garten，2012）。

5. 肌肉 – 针灸经络关系：在西方对针灸治疗体系尚未表现出浓厚兴趣时，Goodheart 已将针灸治疗体系熟练地融入应用肌动学中（Goodheart，1966；Goodheart，1971）。

针灸经络与肌肉之间的关联不是基于肌肉和经络之间存在的解剖学 – 形态学关系（例如，大肠经位于手臂，而关联的肌肉是阔筋膜张肌、腘绳肌和腰方肌）。它是通过肌肉与器官相关联而间接确立的。如果经络没有相对应的器官（例如，三焦经）或解剖学定义的器官，个别器官（甲状腺、肾上腺、子宫、性腺、鼻窦）没有与之对应的特异性经络，则通过细致、系统的测试以建立关联。

本书不再进一步阐述肌肉与经络之间的这种能量关系（更多关于针灸经络系统的内容参见 Garten，2012，kap. 9）。

a. 引流点（镇静点，S）：它用于检查正常反应性。

b. 导入点（补益点，T）：如果相关经络中存在能量空虚的状况可导致肌肉抑制，定位治疗导入点可以使功能抑制性肌肉正常化。

6. 肌肉 – 器官关联：肌肉 – 器官关联由 Goodheart（1965，1967）于 1965 年确立，主要是在之前描述的内脏体壁反射的辅助下建立的。例如，肝脏中毒可导致胸大肌胸骨部功能障碍；甲状腺功能障碍可能导致小圆肌的功能障碍。治疗方法一方面是用正分子、顺势疗法或对抗疗法改善器官的代谢功能。另一方面通常需要使用整骨学中的内脏治疗技术。

7. 营养：临床实践表明，合理营养供给可以使神经肌肉功能正常化。根据经验观察营养和肌肉之间的特殊关联，从而确立了应用肌动学中的肌肉 – 营养关联。其中一些参考文献已经通过研究证实了营养的作用（Leaf，1979；Carpenter，Hoffman et al，1977）。

周围神经卡压

周围神经卡压可以导致肌肉在徒手测试中表现出力量下降。这可能是由于周围神经卡压引发的伤害感受器活跃导致肌肉发生高张性。本书列出了影响肌肉功能的周围神经卡压位置。具体治疗方法旨在消除卡压。有许多功能性治疗方式可选择，如放松高张性肌肉、消除椎间孔卡压和减轻水肿（详细解释可以见 Garten，2016，kap. 6.9）。

本体感受器障碍和伤害感受器激活

通常，抑制性感受器和伤害感受器过度活跃会导致肌肉的抑制。这些感受器包括：

- 高尔基腱器
- 外周关节中的关节感受器
- 所有骨骼、关节和软组织损伤激活的伤害感受器

损伤后，肌肉起止点肌腱病变导致这些感受器超阈值激活并产生抑制作用。

对于肌肉 – 肌腱过渡区和肌腱附着点病变，使用深层按摩技术（"起止点技术"）和超声波治疗是比较合适的。肌筋膜损伤可采用的适当治疗技术有筋膜梳理、干针、肌肉能量技术等。外周关节障碍必须通过徒手

操作术、关节松动术和肌肉平衡技术来治疗（详细内容参见 Garten，2012，kap. 10）。

1.2.3　高张性肌肉

关于高张性的定义在 1.1 中已描述。此处只对与使用本书相关的特殊生理机制做一些说明。

肌筋膜综合征

肌筋膜综合征是一种肌肉表现为高张性的疾病，其特征是：

- 肌纤维束紧张〔紧张带（Travell und Simons，1983）〕
- 触发点：通常是一个存在于肌肉或其筋膜中的激惹性增高的小焦点
- 牵涉性疼痛和自发激活现象
- 触发点的病理形态学特征是肌动蛋白 - 肌球蛋白缠结，这是肌肉收缩后放松不足的标志，并以肌纤维退行性改变持续存在为特征（Bergsmann und Bergsmann，1997）。

潜在性肌筋膜触发点

在临床上自发性疼痛是潜伏的，仅在触诊、拉伸及肌肉收缩时引发疼痛。因此，其与活跃性触发点的鉴别诊断界限是模糊的。

活跃性肌筋膜触发点

是指肌肉即使在静止状态下也存在特定的疼痛传导模式（牵涉性疼痛）。活跃性触发点通常是非常敏感的，其妨碍肌肉的完全伸展并使肌肉弱化；直接按压时常会引发牵涉性疼痛；在给予相应刺激时会引发肌纤维的局部抽搐反应，并且常会导致血管舒缩和汗液分泌的特殊自主神经传递现象。

功能障碍链

肌肉功能链主要由相同或相邻的运动和感觉神经根所支配。近端肌肉中的触发点常导致在同一链中更远端的肌肉出现卫星式触发点。同样的情况也可能以相反的顺序发生。大量的触发点与穴位一致，因此肌肉功能链可视为针灸系统中的经络。人们还可以称之为"肌腱 - 肌肉关联链"（Garten，2012，kap. 10.2.1.7）。在每条受影响的关联链上都具典型的"远端点"，这可能会影响整个链条的功能。这些远端点在本书示意图中有显示。

牵涉性疼痛

疼痛传导大致遵循的是皮肤的感觉皮节，也可以遵循关联链。

诊断和治疗

肌筋膜综合征通常在徒手肌肉测试中即可得到诊断。在"空白"测试中（即没有额外的激惹），这些肌肉通常因疼痛受抑制表现为低反应性，因为触发点被肌肉收缩所激活了。如果肌肉力量没有减弱，只有在前文提到的诊断激惹进行后才可以通过徒手测试来诊断其高张性。过强、高张的肌肉在被拉伸后，进行徒手肌肉测试时会表现为低反应性（Goodheart，1979）。

除触诊外，肌筋膜病变的经典诊断形式还包括肌肉拉伸、双侧肌肉长度比较以及经验性规则。拉伸部位在相应章节进行描述和演示。

触发点链除针刺（干针）治疗外，还可以使用筋膜梳理（fascial flushing，Ida Rolf）、按摩和整骨疗法的肌筋膜释放技术以及肌肉能量技术（Lewit，1992；Mitchell，1995–1999）。最常用的技术可能是等长收缩后放松技术（postisometric relaxation，PIR）。将肌肉被动移至其拉伸末端，在那里保持最小等长收缩力量 7~10 秒，然后轻轻地被动拉伸将其移至新的末端保持 10 秒（详见 Lewit，1992；Mitchell，1995；Garten，2012）。

拮抗放松功能障碍

它是肌肉高张性的一种特殊形式，或者可能只是 Jones（1981）所描述的一种特殊形式的障碍。其治疗方法原则是将至少有一个压痛点（与触发点不同，不会引起疼痛传导）的肌肉，保持在缩短位置 90~120 秒，可使压痛点的疼痛减轻至少 70%。缩短位置在本书中没有单独展示，因为肌肉力量测试时，被试者肢体位置会不断变化，即将从中间缩短位置变为接近最大缩短位置。缩短位置在此过程很容易被推导出。

脊源性反射综合征

Sutter 和 Dvorák（Sutter，1975；Dvorák und Dvorák，1991）提出了脊源性反射综合征的概念。

在脊椎节段性功能障碍及骶髂关节功能障碍中，特定肌肉群会发生高张性反应，然而这些肌肉的起止点或神经支配并非受刺激节段。此反射弧的传入来自受刺激关节面的伤害感受器。通过实验刺激（例如，注射高渗盐水溶液或蒸馏水）系统地发现了肌肉张力和刺激节段之间的关系。

当肌肉触诊为高张而局部肌肉治疗方法无效时，则必须考虑脊源性反射情况。因此本书会涉及与肌肉相关的脊源性反射内容。

1.3　总结

基本上，肌肉功能障碍－原因－障碍链的发生存在着一定的逻辑顺序。

应用肌动学所遵循的理念是肌肉功能链发生障碍起始于肌肉受抑制，即低反应性肌肉，所以必须找出受抑制肌肉并给予治疗。然后必须检查是否存在以下情况。

1. 原发低反应性肌肉的拮抗肌存在肌筋膜综合征，即由于主要主动肌的抑制作用不足而使拮抗肌高张性缩短（主动肌－拮抗肌抑制作用）。

2. 原发低反应性肌肉的协同肌表现出拮抗放松系统模式的负荷过载现象。在损伤未得到充分治疗的运动员中尤其如此。如果过早开始"训练"受伤的肌肉，刻板化代偿运动会随着过载而形成。

原则上障碍链可能是按照不同顺序发生的：例如，肌肉高张性从伤害感受反应上来说可能是关节功能障碍引起的，并导致拮抗肌过度抑制。这通常也会影响协同肌。

因此，治疗没有严格的固定模式，只有某些指导性原则。

第 **2** 章　肌肉

咀嚼肌

颞肌

解剖学

起点：颞窝。

止点：下颌骨冠突顶端，部分纤维止于下颌关节盘和关节囊。

功能

下颌骨上提（肌纤维中束、前束和后束），下颌骨前伸（前束）和后缩（后束）。

测试

通过对正常反应性指征肌间接进行测试，可对患者肌肉进行治疗定位。

当肌肉存在功能障碍时，仅治疗摆位就可能引发指征肌出现反应障碍。如果治疗摆位没引发指征肌反应障碍，则必须激活肌肉（终末咬合）。

如果终末咬合表现出指征肌反应障碍，须排除牙齿过早碰触的原因。在上下两排牙齿之间应衬垫 1~3 层薄纸给予缓冲。此外存在较严重的咬合不正或颞下颌关节卡顿时，仍可能表现为指征肌反应障碍。这需要进一步的诊断。

此外，牙咬合错位不能太大。通过延伸肌肉增加其垂直长度通常就可以消除现有功能障碍，这提示为诊断性刺激。

肌肉出现的功能障碍通常为高张状态，被动拉伸会导致指征肌反应障碍。

肌筋膜综合征

拉伸测试（适用于所有下颌骨上提肌群）：患者主动张口，至上下牙齿之间可容患者 3 横指。正常情况下治疗师可以容易地对颞肌进行拉伸，如果颞肌有缩短的问题，治疗师手下可以明显感觉到相对的弹性阻碍（但不如骨性阻碍那么坚实）。

PIR：从拉伸位置开始，患者向下颌骨闭合方向略微收缩，而后放松在放松阶段治疗师轻微拉伸延长肌肉。

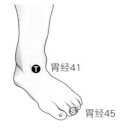

图 2.1　颞肌，引流点（S），导入点（T）

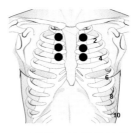

图 2.2　颞肌，神经淋巴反射点（NL）

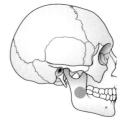

图 2.3　颞肌，神经血管反射点（NV）

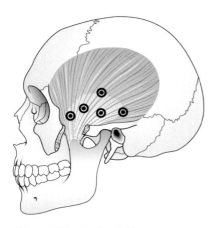

图 2.4　颞肌，解剖示意图

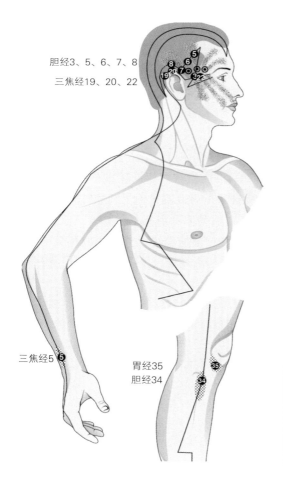

胆经3、5、6、7、8

三焦经19、20、22

三焦经5

胃经35
胆经34

图 2.5　肌筋膜综合征，远端有效穴位

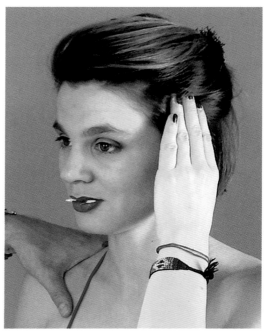

图 2.6　牙咬合（衬垫纸），上提下颌骨，进行终末咬合时的颞肌治疗定位和测试指征肌

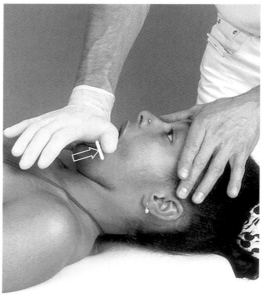

图 2.7　颞肌，等长收缩后放松（PIR）

运动神经支配：下颌神经（NV）
经络关系：胃经
器官关系：头部淋巴系统
营养关系：维生素 C、维生素 E、β 胡萝卜素、硒、碘

咬肌

解剖学

起点：颧弓的下缘和内面及上颌骨的颧突（浅部起自颧弓前 2/3，深部起自颧弓后 1/3 及其内侧面）。

走行

表浅部：从上向后下。

深部：从上略向前下。

止点：下颌支外侧和咬肌粗隆，部分纤维止于下颌骨冠突。

功能

上提和前伸下颌骨。咬肌深部也会使下颌骨后缩。当使用较大力使上下后牙碰触时，咬肌处于收缩状态。

测试

通过正常反应性指征肌间接进行测试。可对患者肌肉进行治疗摆位。

单独的治疗摆位就可能引发有功能障碍的肌肉出现反应障碍指征。如果没有引发，则必须激活肌肉（终末咬合）。

如果终末咬合表现出指征肌反应障碍，不排除是牙齿过早碰触的原因。在上下牙齿之间应衬垫 1~3 层薄纸给以缓冲。如果存在较严重的咬合不正或颞下颌关节卡顿时，仍可能表现为反应障碍指征。这需要进一步的诊断。

另一方面，牙咬合错位如不太大，通过延伸肌肉增加其垂直长度通常就可以消除现有功能障碍，这提示为诊断性激惹。

肌肉所发生功能障碍通常为高张状态，被动拉伸会导致指征肌反应障碍。

肌筋膜综合征

拉伸测试（适用于所有下颌骨上提肌群）：患者主动张口，上下牙齿之间可容患者 3 横指。正常情况下治疗师可以容易地对咬肌进行拉伸，如果咬肌有缩短治疗师手下可以明显感觉到相对的弹性阻碍（但不如骨性阻碍那么坚实）。

PIR：从拉伸位置开始，患者向下颌闭合方向略微收缩，而后放松，在放松阶段治疗师轻微拉伸延长肌肉。

运动神经支配：下颌神经（NV）
经络关系：胃经
器官关系：头部淋巴系统
营养关系：维生素 C、维生素 E、β 胡萝卜素、硒、碘

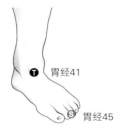

图 2.8　咬肌，引流点（S），导入点（T）

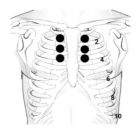

图 2.9　咬肌，神经淋巴反射点（NL）

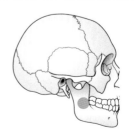

图 2.10　咬肌，神经血管反射点（NV）

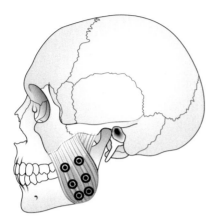

图 2.11　咬肌，解剖示意图

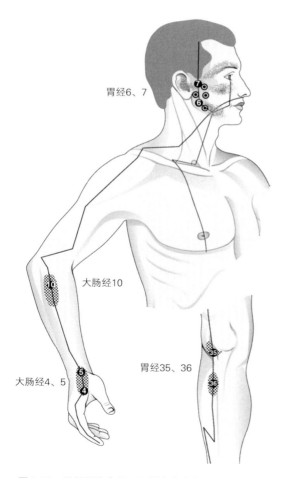

胃经6、7

大肠经10

大肠经4、5

胃经35、36

图 2.12　肌筋膜综合征，远端有效穴位

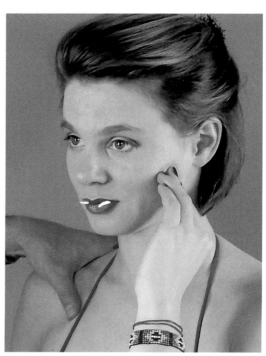

图 2.13　牙咬合（衬垫纸），上提下颌骨，进行终末咬合时的咬肌治疗定位和测试指征肌

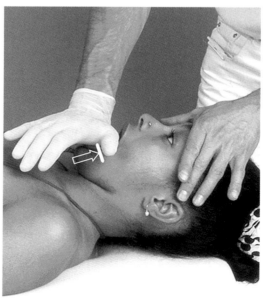

图 2.14　咬肌，等长收缩后放松（PIR）

翼内肌

解剖学

起点：翼突窝和上颌结节。

走行：几乎是垂直走行，略微向后下方斜行。

止点：下颌角内侧面的翼肌粗隆。

功能

上提和前伸下颌骨；单侧收缩时，下颌骨向对侧移动。

翼内肌与下颌支外侧相似走行的咬肌肌束一起形成"咬肌环"。这两块肌肉的主要功能是使下颌骨向上（近端固定）并略微向前移动。因此，即使在静止状态下，下颌髁突通过关节盘与关节结节滑动平面的接触是可变的（"loose packed position"，n. Farrar, in Schupp，1993）。

测试

通过正常反应性指征肌间接进行测试：在终末咬合阶段，患者在下颌角内侧肌肉止点处进行治疗定位。

如果终末咬合表现出指征肌反应障碍，不排除牙齿过早碰触的原因。在上下牙齿之间应衬垫 1~3 层薄纸给以缓冲。如果存在较

严重的咬合不正或颞下颌关节卡顿时，仍可能表现为指征肌反应障碍。这需要进一步的诊断。

另一方面，牙咬合错位如不太大，通过延伸肌肉增加其垂直长度通常就可以消除现有功能障碍，这提示为诊断性激惹。

肌肉所发生功能障碍通常为高张状态，被动拉伸会导致指征肌反应障碍。

肌筋膜综合征

拉伸测试（适用于所有下颌骨上提肌群）：患者主动张口，上下牙齿之间可容患者 3 横指。正常情况下治疗师可以容易地对翼内肌进行拉伸，如果缩短治疗师手下可以明显感觉到相对的弹性阻碍（不如骨性阻碍那么坚实）。

PIR：从拉伸位置开始，患者向下颌闭合方向略微收缩，而后放松，在放松阶段治疗师轻微拉伸延长肌肉。

运动神经支配：下颌神经（NV）
经络关系：胃经
器官关系：头部淋巴系统
营养关系：维生素 C、维生素 E、β 胡萝卜素、硒、碘

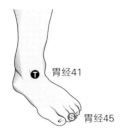

图 2.15　翼内肌，引流点（S），导入点（T）

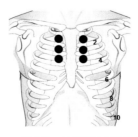

图 2.16　翼内肌，神经淋巴反射点（NL）

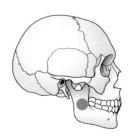

图 2.17　翼内肌，神经血管反射点（NV）

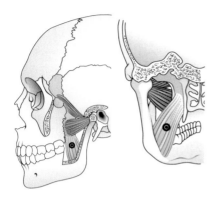

图 2.18　翼内肌，解剖示意图

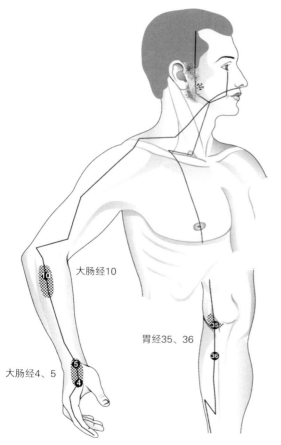

图 2.19　肌筋膜综合征，远端有效穴位

大肠经10

胃经35、36

大肠经4、5

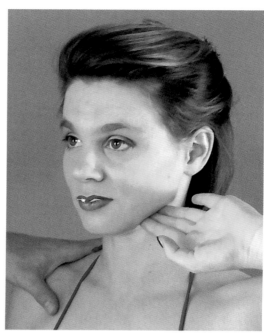

图 2.20　牙咬合（衬垫纸），上提下颌骨，进行终末咬合时的翼内肌治疗定位和测试指征肌

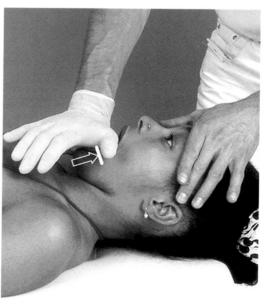

图 2.21　翼内肌，等长收缩后放松（PIR）

翼外肌

解剖学

起点

上头：蝶骨大翼的颞下嵴。

下头：翼窝和翼突外侧板的外侧面。

走行

上头：从前上向后下斜行。

下头：几乎水平。

两头均以约 45° 从前内侧向后外侧走行。

止点

1. 下颌髁突（下头）。

2. 下颌关节盘和关节囊（上头）。

功能

上头：参与下颌骨上提，控制下颌关节盘和下颌骨（止于下颌颈时）的"返回速度"（Schupp，1993；Siebert，1995）。随下颌关节闭合，其肌肉收缩张力逐渐增加。

下头：下颌关节闭合时不活动。单侧收缩时，使下颌骨向对侧移动（侧移）；双侧收缩时，前伸下颌骨（也可伴有下颌关节张开）。

测试

通过指征肌正常反应间接进行测试：颞下颌关节的治疗定位。治疗定位在测试前应为阴性，如果不是，必须按照如下所述进行操作。

在颞下颌关节治疗定位呈阴性的情况下，患者前伸下颌骨（双侧收缩）。如果有指征肌反应障碍，则以下颌骨侧移来区分功能障碍的一侧。如果向下颌骨右侧侧移导致指征肌反应障碍，则可能是由左侧翼外肌的高张性引起的。下颌骨右侧侧移时肌肉的收缩可能激活这些肌筋膜功能障碍，从而提示功能障碍。下颌骨右侧侧移时，右侧翼外肌潜在的拉伸也可能导致功能障碍。两种情况都必须予以治疗。

如果在静止位（没有咬合）颞下颌关节的治疗定位是双侧阳性。如因向右侧侧移而阳性消失，则提示右侧翼外肌的高张性导致下颌骨倾向于向左侧侧移，那么向右侧侧移的活动抵消了这种倾向，因此不需要再进行静止位治疗定位。

肌筋膜综合征

拉伸测试：无。

PIR：患者仰卧位治疗师稍微稳定患者下颌骨的前面。患者在保持吸气的同时略微前伸下颌抵抗治疗师施加的稳定阻力 10 秒，而后放松，在放松阶段只需让下颌放松下沉。

运动神经支配：下颌神经（NV）

经络关系：胃经

器官关系：头部淋巴系统

营养关系：维生素 C、维生素 E、β 胡萝卜素、硒、碘

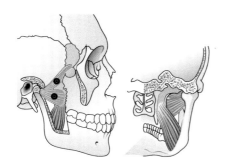

图 2.22   翼外肌，解剖学示意图

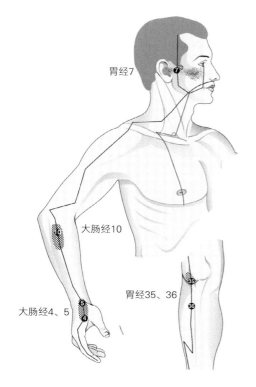

图 2.23   肌筋膜综合征，远端有效穴位

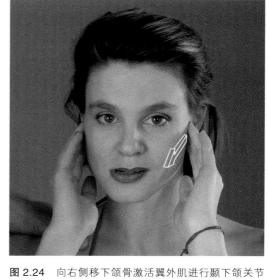

图 2.24   向右侧移下颌骨激活翼外肌进行颞下颌关节的治疗定位，并测试指征肌

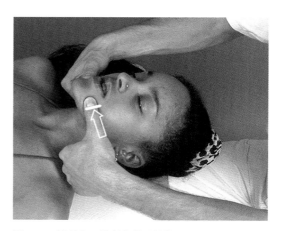

图 2.25   翼外肌，等长收缩后放松（PIR）

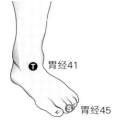

图 2.26   翼外肌，引流点（S），导入点（T）

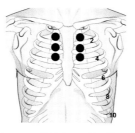

图 2.27   翼外肌，神经淋巴反射点（NL）

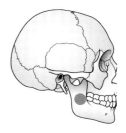

图 2.28   翼外肌，神经血管反射点（NV）

舌骨上肌

二腹肌

解剖学
起点：前腹起自下颌骨二腹肌窝；后腹起自颞骨乳突内侧。

走行：两个肌腹经中间腱相连，中间腱通过筋膜环固定于舌骨。

止点：舌骨。

功能
下降下颌骨，上提舌骨。

测试
下颌关节张开位，进行二腹肌的治疗定位。二腹肌功能障碍则正常反应指征肌在测试中表现为反应不足。

二腹肌测试也可以采用拉伸试验：将舌骨向下及侧向移动（动态试验）并测试指征肌的正常反应。若二腹肌存在肌筋膜疾病则测试会出现指征肌反应不足。

肌筋膜综合征
拉伸测试：使用上述"测试"中描述的拉伸试验来完成。

PIR：一手固定患者下颌骨下方，另一手将舌骨拉向拉伸试验阳性方向。患者保持吸气 10 秒并以最小力量张口。而后放松，在放松阶段，患者缓慢呼气并闭合下颌关节；治疗师不施加阻力。

> **运动神经支配**
> · 二腹肌：下颌神经（N.V；前腹）；面神经（后腹）
> · 茎突舌骨肌：面神经
> · 下颌舌骨肌：下颌神经
> · 颏舌骨肌：C1 前支舌下神经
> **器官关系**：头部淋巴系统
> **营养关系**：维生素 C、维生素 E、β 胡萝卜素、硒、碘

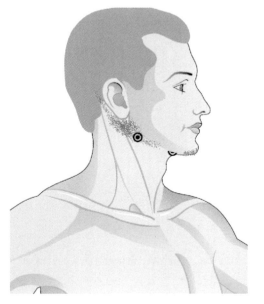

图 2.29　二腹肌肌筋膜综合征，触发点和牵涉痛

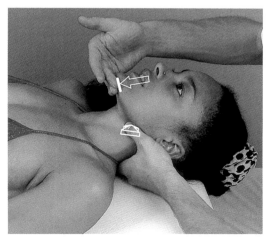

图 2.30　二腹肌，等长收缩后放松（PIR）

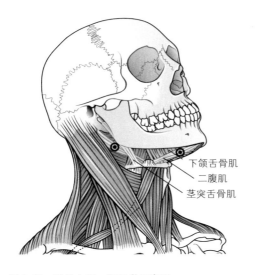

图 2.31   舌骨上肌，解剖学示意图

下颌舌骨肌
二腹肌
茎突舌骨肌

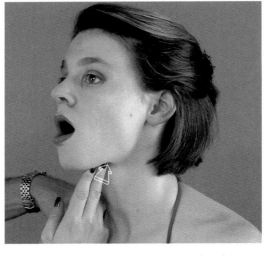

图 2.34   左侧二腹肌前腹治疗定位；正常反应指征肌的测试

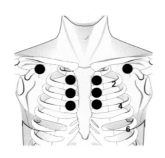

图 2.32   舌骨上肌，神经淋巴反射点（NL）前侧

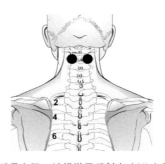

图 2.35   舌骨上肌，神经淋巴反射点（NL）后侧

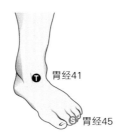

胃经41
胃经45

图 2.33   舌骨上肌，引流点（S），导入点（T）

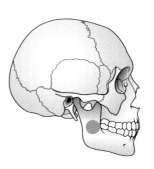

图 2.36   舌骨上肌，神经血管反射点（NV）

下颌舌骨肌

解剖学
起点：起自下颌骨下颌舌骨肌线。
走行：口腔底部最扁平的肌肉，位于二腹肌前腹深层的三角形扁肌。
止点：舌骨体中部。

功能
上提口腔底，也可下降下颌骨和上提舌骨。

测试
患者张口，将舌顶在上腭上，同时对口腔底部进行治疗定位。先进行正常反应肌的测试。若下颌舌骨肌在下颌舌骨肌功能障碍中出现反应不足，那么治疗定位在休息位也可以是阳性。通过淋巴结刺激（Garten 2012；Garten und Weiss 2007）和辨别二腹肌或颏舌骨肌的功能障碍来区分颌淋巴引流区域中的可能干扰场。下颌舌骨肌的反射关系与二腹肌的反射关系相同。

PIR：患者张口，将舌头压在上腭上，吸气，持续 10 秒，而后放松，在放松阶段，放松舌头并呼气。

颏舌骨肌

解剖学
起点：下颌骨颏棘后面。
走行：位于下颌舌骨肌深层。
止点：舌骨。
功能：下降下颌骨，上提舌骨。

测试
无法单独对其测试，为二腹肌和下颌舌骨肌的直接协同肌。

茎突舌骨肌

解剖学
起点： 颞骨茎突。
止点： 舌骨体与舌骨大角交界处。

功能
上提并向后拉舌骨。

测试
将舌骨向前向下推压并放松。正常反应的指征肌在肌筋膜疾病中会出现异常。反射关系与二腹肌的反射关系相同。

肌筋膜综合征
拉伸测试和 PIR 类似于二腹肌后腹的操作，其中应尝试向下而非向前外侧稳定舌骨。

舌骨下肌

胸骨舌骨肌

解剖学
起点：胸骨柄后面，锁骨胸骨端。
止于：舌骨体下缘内侧半。

功能
固定舌骨，并与下述 3 块肌肉一起下降舌骨。

胸骨甲状肌

解剖学
起点：胸骨柄后面和第 1 肋软骨后缘。
止点：甲状软骨斜线。

功能
固定甲状软骨，使其下降靠近胸骨。

甲状舌骨肌

解剖学
起点：甲状软骨斜线。
止点：舌骨体与舌骨大角交界处下缘。

功能
下降舌骨使之与甲状软骨靠近。

肩胛舌骨肌

解剖学
起点：肩胛骨上缘。

走行：从颈前部斜跨至臂丛的上方。两个肌腹在胸锁乳突肌下方由肌腱相连。
止点：舌骨大角的外侧。

功能
下降舌骨并将其拉向后侧。

肌筋膜综合征
具有触发点的高张性舌骨肌可能由于其走行在臂丛附近而引起臂痛，症状类似于胸廓出口综合征（另见斜角肌）。

舌骨下肌群测试
应用肌动学的试验在这里也是最安全的诊断选择：舌骨被向上、向外侧推（保持或不保持），在舌骨下肌的肌筋膜疾病中，正常反应的指征肌会表现出功能障碍。

运动神经支配
· 胸骨舌骨肌：C1、C 2 经舌下神经
· 胸骨甲状肌：C1、C 2 经舌下神经
· 甲状舌骨肌：C1、C 2 经舌下神经
· 肩胛舌骨肌：C1、C 2 经舌下神经
器官关系：头部淋巴系统
营养关系：维生素 C、维生素 E、β 胡萝卜素，硒，碘

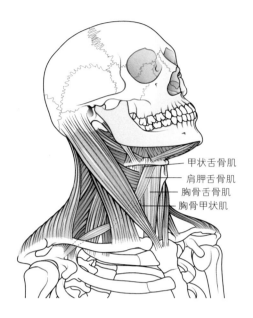

甲状舌骨肌
肩胛舌骨肌
胸骨舌骨肌
胸骨甲状肌

图 2.37   舌骨下肌，解剖学示意图

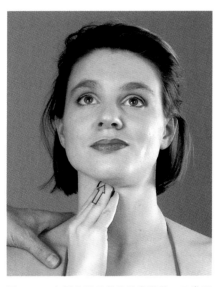

图 2.40   右侧肩胛舌骨肌治疗激惹，正常反应指征肌的测试

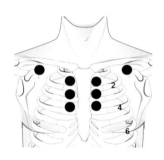

图 2.38   舌骨下肌，神经淋巴反射点（NL）前侧

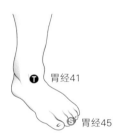

胃经41

胃经45

图 2.41   舌骨下肌，引流点（S），导入点（T）

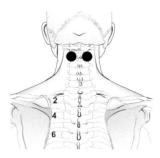

图 2.39   舌骨下肌，神经淋巴反射点（NL）后侧

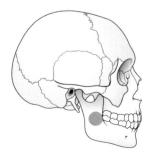

图 2.42   舌骨下肌，神经血管反射点（NV）

小指展肌

解剖学

起点：尺侧腕屈肌腱和豌豆骨。

走行：小鱼际尺侧。

止点：小指近节指骨底部的尺侧和背侧腱膜。

功能

外展小指，辅助小指对掌和近节指骨屈曲。

测试

位置：小指外展。

固定：固定患者的手。

测试接触：测试者将手指放在患者小指的中节指骨的尺侧。

患者：外展小指。

测试者：保持向小指内收方向施加阻力。

典型相关疾病

卡压点：豌豆骨钩 – 骨综合征、尺神经沟综合征以及尺神经的所有其他近端狭窄。

小指展肌通常比小指对掌肌更容易测试。

C8 脊髓节段的参考肌。

运动神经支配：尺神经〔C（7）、C8、T1〕

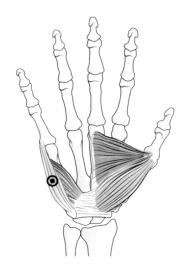

图 2.43　小指展肌，解剖学示意图

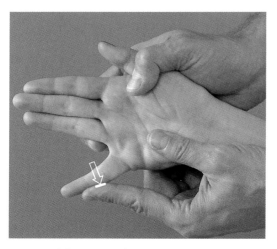

图 2.45　小指展肌，测试

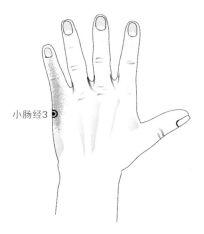

小肠经3

图 2.44　小指展肌，触发点和牵涉痛

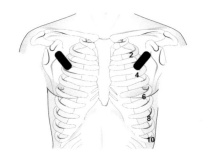

图 2.46　小指展肌，神经淋巴反射点（NL）前侧

蹈展肌

解剖学
起点：跟骨结节的内侧突、屈肌支带、足底筋膜和足底内侧隔。

走行：纵弓的内侧界，位于趾短屈肌内侧的浅层。

止点：蹈趾近节趾骨底内侧。

功能
外展并辅助蹈趾的屈曲。

弱征：蹈外翻，足舟骨内侧下垂。

测试
固定：患者的前足。

测试接触：蹈趾近节趾骨的胫侧。

患者：向胫侧抗阻。

测试者：保持向腓侧方向施力阻力。对大多数人来说，蹈趾外展很困难。

肌筋膜综合征
卡压因素：支配足部内在肌的足底内侧神经的分支可被蹈展肌中的触发点卡压。

典型相关疾病
足底筋膜炎：在这种疼痛性疾病中，足底筋膜极可能已产生了微小的撕裂，附着在其上的高张性肌肉（蹈展肌等）促进了这些撕裂的形成。

卡压点：跗管综合征。

运动神经支配：足底内侧神经（来自胫神经）（L5、S1）

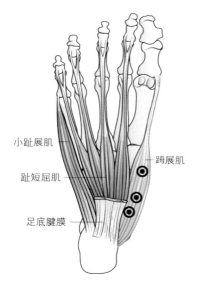

小趾展肌

趾短屈肌

足底腱膜

瞬展肌

图 2.47　瞬展肌，解剖学示意图

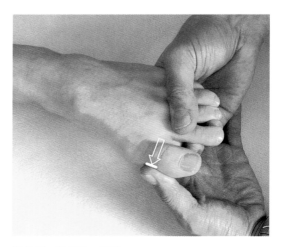

图 2.49　瞬展肌，测试

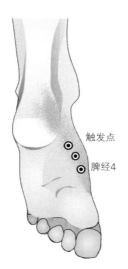

触发点

脾经4

图 2.48　瞬展肌，触发点和牵涉痛

拇长展肌

解剖学

起点：尺骨的背面（旋后肌起点的远端），骨间膜和桡骨背面的中 1/3。

走行：肌腱穿过桡骨茎突。从尺侧向桡侧，拇长伸肌、拇短伸肌和拇长展肌的肌腱均可在体表观察到并可触及。

止点：第 1 掌骨底的桡侧。

功能

第 1 掌骨的桡侧外展和伸展；腕关节桡偏；辅助拇指的掌侧外展（手掌处于垂直位置，拇指朝前移，即远离手掌）。

弱征：拇指桡侧外展困难。

测试

位置：患者伸出拇指，然后屈曲近节和远节指骨。

固定：患者手的尺侧。

测试接触：第 1 掌骨头的桡侧面。

患者：在手掌平面中的起始位置向桡侧外展拇指。

测试者：保持向手掌内收方向施加阻力。

测试中的错误和预防措施：有原发性关节炎时，测试接触的区域经常会引起疼痛。触发疼痛会导致测试错误。

典型相关疾病

腱鞘炎，滑雪运动引发的触发点（使用滑雪杖）。

卡压点：旋后肌综合征，上胸廓出口狭窄。

运动神经支配：桡神经（C6~C8）

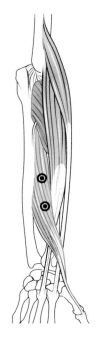

图 2.50　拇长展肌，解剖学示意图

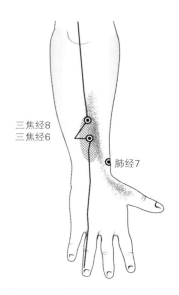

图 2.52　拇长展肌，触发点和牵涉痛

三焦经8
三焦经6
肺经7

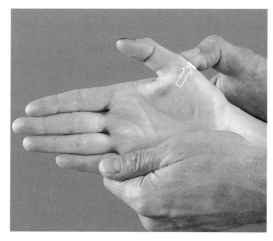

图 2.51　拇长展肌，测试

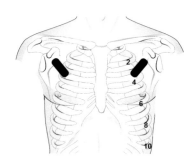

图 2.53　拇长展肌，神经淋巴反射点（NL）前侧

拇短展肌

解剖学

起点：来自大多角骨嵴、小多角骨嵴和屈肌支持带。

走行：位于拇收肌和拇对掌肌的桡侧。

止点：在拇指近节指骨底的桡侧。

功能

拇指外展，拇指近节指骨伸展。当手掌处于水平位置时，拇指向前移动，垂直并远离掌面。

弱征：难以外展拇指，无法完全张开手。

测试

位置：拇指在掌侧面完全外展。

测试接触：拇指近节指骨的桡侧面。

患者：拇指抗阻外展。

测试者：保持向拇指内收方向施加阻力。

测试中的误判和注意事项：在原发性关节炎中避免引发疼痛。

典型相关疾病

卡压点：腕管综合征。拇长展肌由桡神经支配，因此在腕管综合征中不会受影响（鉴别诊断！）。

拇收肌受尺神经的支配，也应通过鉴别诊断进行测试。

运动神经支配：正中神经（C6、C7）

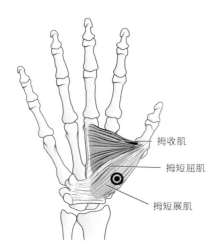

图 2.54   拇短展肌，解剖学

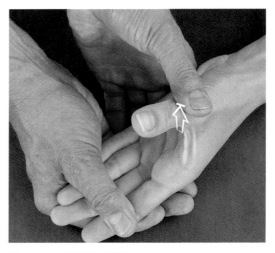

图 2.56   拇短展肌，测试

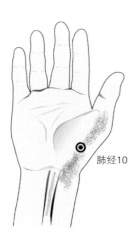

图 2.55   拇短展肌，触发点和牵涉痛

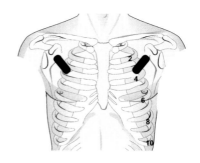

图 2.57   拇短展肌，神经淋巴反射点（NL）前侧

内收肌（大腿）

解剖学

起点

耻骨肌：起自耻骨梳至耻骨结节。

长收肌：起自耻骨嵴到耻骨联合过渡处的耻骨前面。

短收肌：起自耻骨下支的外侧面。

大收肌（前部纤维）：起自耻骨下支、坐骨支。

大收肌（后部纤维）：起自坐骨结节。

走行：耻骨肌、短收肌、长收肌以及大收肌的前部纤维的走行从耻骨内上方到股骨远端下方并稍向后，大收肌的后部纤维的走行从耻骨内上后侧到股骨远端外侧和前侧。

止点

耻骨肌：股骨耻骨肌线（最靠前面和上面）。

长收肌：股骨粗线的中间 1/3（耻骨中最靠前面和下面）。

短收肌：耻骨肌线的远端 2/3 和股骨粗线的近端 1/2，在前两块肌肉和大收肌之间。

大收肌：股骨小转子下面沿股骨粗线附着和收肌结节，止点几乎沿整个股骨的后侧。

功能

全部：髋关节内收和外旋。

髋关节屈曲：耻骨肌、短收肌、长收肌和大收肌前部纤维。

髋关节内旋：耻骨肌、长收肌、短收肌以及大收肌两个部分的上方止点处（"小收肌"，指大收肌部分和大收肌的中间部分）。在文献中，髋关节外旋通常作为内收肌的共同功能列出。然而，股骨头的中心是轴心，并且内收肌通过股骨颈的杠杆作用移动股骨，因此由于内收肌起点在髋骨前方，尽管后方的止点在股骨，内收肌收缩时仍会产生髋关节内旋。

髋关节伸展：大收肌的后部纤维（内收肌的坐骨部分）。

步态机制：长收肌在步态的支撑相之前、之间和之后不久激活（足趾离地）（Travell und Simons，1992）。

大收肌在足跟着地期之前、之间和之后不久（摆动相结束和支撑相开始）激活。大收肌在上楼梯时激活，但在下楼梯时不活跃。

内收肌群作为步态模式的稳定肌始终都处于活跃状态，但不是主要主动肌。

弱征：在站立时，骨盆偏向弱肌的对侧偏移。可能存在膝内翻（弓形腿）。可能出现宽基步态。

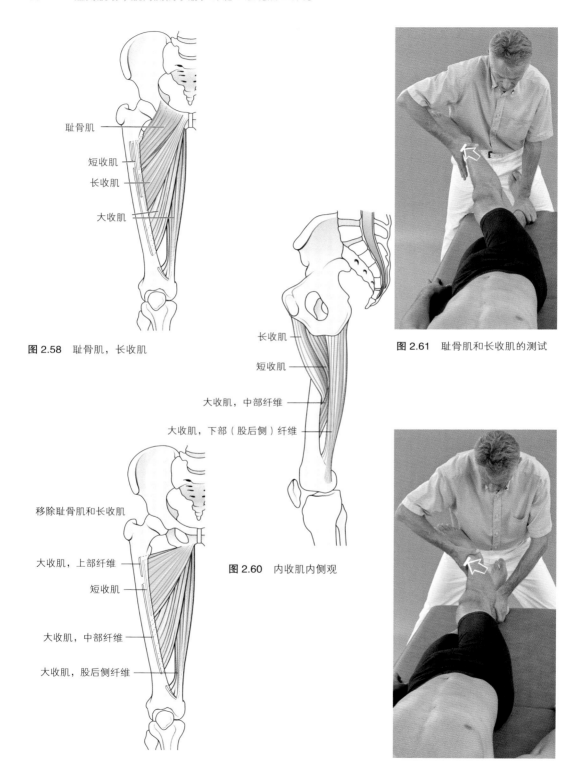

图 2.58　耻骨肌，长收肌

耻骨肌

短收肌

长收肌

大收肌

图 2.59　短收肌

移除耻骨肌和长收肌

大收肌，上部纤维

短收肌

大收肌，中部纤维

大收肌，股后侧纤维

长收肌

短收肌

大收肌，中部纤维

大收肌，下部（股后侧）纤维

图 2.60　内收肌内侧观

图 2.61　耻骨肌和长收肌的测试

图 2.62　大收肌上部纤维的测试

测试

依据 Kendall 整体测试（Kendall und Kendall，1983）：

位置：侧卧位，测试腿位于下方。

固定：上方（非测试）腿在外展 45°给予支撑。

测试接触：测试腿的大腿远端。

患者：将要测试的腿内收，向内侧抬高大约 20°。

测试者：保持在与患者内收力抵抗的测试腿外展方向施加阻力。

仰卧位整体测试

位置：非测试腿外展 30°，然后，测试腿无旋转下内收 20°。

根据 Beardall 耻骨肌 / 长内收肌测试（Beardall，1981）。

位置：仰卧位，将测试腿屈曲 30°，并移动到对侧的膝关节上方（30°~40° 内收），做最大内旋。

固定：对侧腿。

测试接触：大腿内侧和前侧

患者：向内收方向用力并稍微屈曲髋关节。

测试者：保持与患者用力相反方向施加阻力。

短收肌 / 大收肌上部纤维的测试

位置：患者仰卧位。

固定：固定非测试腿，测试腿内收 20°、屈曲 10°~15°、内旋约 15°。

患者：向内收方向用力并保持最小屈曲范围。

测试者：保持与患者用力相反的方向施加阻力。

大收肌中部纤维测试

位置：患者仰卧位，非测试腿固定在外展约 20° 位。测试腿中立位内收，可旋转约 20°。

测试接触：大腿内侧。

患者：向内收方向用力。

测试者：保持与患者用力相反的方向施加阻力。

大收肌下部纤维的测试（股后侧部分）

位置：患者俯卧位，非测试腿固定在外展 20° 位。测试腿伸展 15° 并内收 15°。

测试接触：大腿内侧和后侧。

患者：在膝关节伸直位，用力将腿向内侧内收和伸展。

测试者：保持与患者用力相反的方向施加阻力。

测试中的错误和注意事项：骨盆在中立位缺乏稳定性，由于测试手接触而导致姿势变化和矢量不精确。

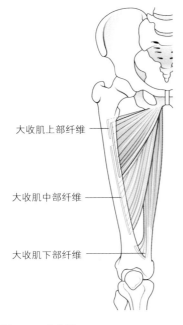

大收肌上部纤维

大收肌中部纤维

大收肌下部纤维

图 2.63   大收肌

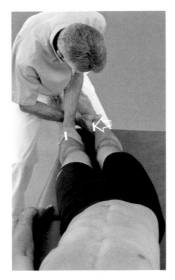

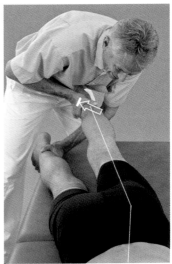

图 2.64   大收肌中部纤维的测试和内收肌群整体测试

图 2.65   大收肌股后侧纤维的测试

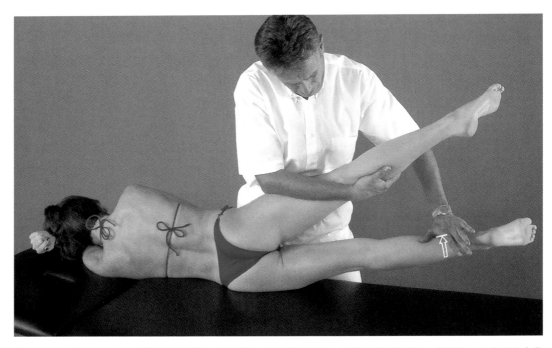

图 2.66   根据 Kendall 内收肌的整体测试：通过增加测试腿的屈曲和内旋来测试耻骨肌、长收肌、短收肌和大收肌的上部纤维，在伸展位测试大收肌的股后侧纤维

肌筋膜综合征

拉伸试验：取仰卧位，直腿外展并略微屈曲以进行大收肌的拉伸测试；直腿外展和伸展进行耻骨肌、长收肌和短收肌的拉伸测试。

PIR：从上述位置开始，吸气时内收，然后放松，向外展方向牵伸。

对于髋内收肌、髋屈肌和髋内旋肌一样，Patrick 位置（仰卧在床上，足跟位于对侧膝关节水平的高度）是等长收缩后放松的良好起始姿势。在吸气期间，患者抗自身重量使膝部稍微抬起，测试者向下按压（将膝关节向下推）。

卡压因素：在个别情况下，大收肌触发点和股动脉穿过的收肌的管道变窄。支配小腿内侧和足内侧缘感觉传入的隐神经也从收肌管穿过，变窄的通路会对神经形成卡压。

典型相关疾病

骶髂关节的慢性不稳会导致在内收肌中形成触发点，并在大腿内侧区域出现慢性疼痛（Leaf，1996）。在运动员中，由于反应模式引起的前臂肌肉问题（Goodheart，1976；Goodheart 1979），在内收肌萎缩后，根据肌肉链交叉模式则会对腕伸肌产生长期的抑制作用（Shafer，口头交流）。

卡压因素：闭孔神经可能在通过闭孔区域受到刺激。这可能在髋部损伤和膀胱固定术后发生。

> **运动神经支配**
> · 耻骨肌：股神经、闭孔神经（L2~L4）
> · 短收肌、长收肌：闭孔神经（L2~L4）
> · 大收肌：闭孔神经（L2~L4），以及坐骨神经（L4、L5）
> **内脏体壁反射（TS 线）**：L5
> **肋泵区**：ICR，肋横突关节（第 1、2、4、5、7 肋）
> **经络关系**：心包经
> **器官关系**：生殖腺
> **营养关系**：维生素 A、维生素 B_3、维生素 C、维生素 E、多不饱和脂肪酸、镁、硒、锌

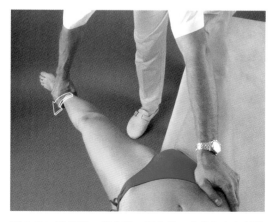

图 2.67 耻骨肌、长收肌、短收肌、大收肌上部纤维的等长收缩后放松（PIR）：牵伸阶段

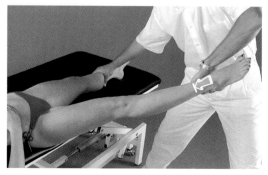

图 2.68 大收肌股后侧纤维的等长收缩后放松（PIR），收缩阶段

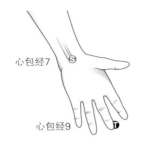

图 2.69　内收肌，引流点（S），导入点（T）

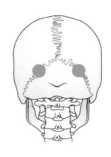

图 2.71　内收肌，神经血管反射点（NV）

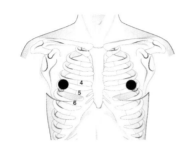

图 2.70　内收肌，神经淋巴反射点（NL）前侧

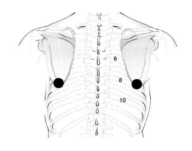

图 2.72　内收肌，神经淋巴反射点（NL）后侧

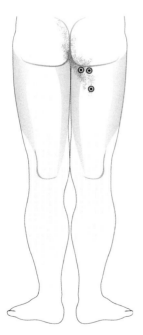

图 2.73　大收肌股后侧纤维中的触发点，疼痛放射至会阴区、直肠、前列腺

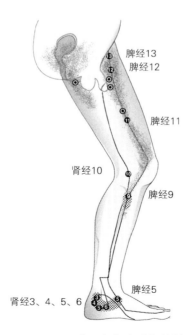

图 2.74　靠近肾经和脾经的触发点，远端有效点位于内踝周围区域

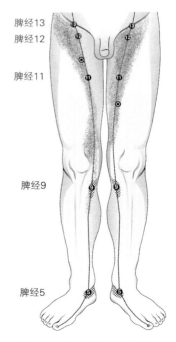

图 2.75　右腿耻骨肌、长收肌、短收肌的触发点。左腿大收肌上部纤维的触发点

𧿹收肌

解剖学

起点

斜头：骰骨、外侧楔骨、第 2~4 跖骨底，腓骨长肌腱鞘。

横头：第 3~5 跖趾关节的囊韧带、跖骨深横韧带。

走行：位于足底肌肉的中间层（深层由足底骨间肌构成）。

止点：𧿹趾近节趾骨底的外侧面。

功能

内收𧿹趾并协助𧿹趾的屈曲。

弱征：足部纵弓和横弓下降。

测试

测试接触：从腓侧到𧿹趾近节趾骨底。

患者：持续向腓侧用力。

测试者：向胫侧按压𧿹趾，由于协调困难，几乎不可能由患者开始测试。

典型相关疾病：扁平足、足底筋膜炎。

卡压点：跗管综合征。

运动神经支配：足底内侧神经（来自胫神经）（S1、S2）

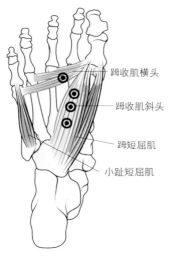

图 2.76　蹬收肌，解剖学

蹬收肌横头
蹬收肌斜头
蹬短屈肌
小趾短屈肌

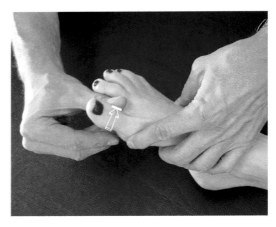

图 2.78　蹬收肌的测试

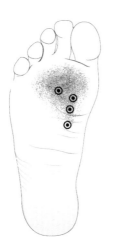

图 2.77　蹬收肌，触发点和牵涉痛

拇收肌

解剖学

起点

斜头：第 2 和 3 掌骨的底部，头状骨；

横头：第 3 掌骨掌侧面。

走行：在拇对掌肌的内侧和远侧，纤维汇聚到拇指掌指关节。

止点

斜头：拇指背侧腱膜；

横头：拇指近节指骨底的尺侧。

功能

掌侧内收第一掌指关节。手掌水平向上，拇指垂直向下移向手掌。完成对掌动作。

弱征：握紧拳头时，拇指不能紧紧地压在示指上。

测试

位置：患者将拇指放在手掌平面第 2 掌骨的上方。

固定：从尺侧抓住手。

测试接触：拇指近节指骨的背侧和尺侧。

患者：将外展的拇指压向手掌。

测试者：与患者用力方向作对抗。

或者，可以进行以下测试：在拇指和第 2 掌骨的桡侧间放置一张纸，患者夹紧纸并抵抗测试者对拇指外展方向的拉动。

测试中的错误和注意事项：如果测试方向不准确，则该肌肉的功能很难与拇对掌肌的功能相区分。很有趣的是，这两块肌肉的神经支配不同（拇对掌肌由正中神经支配）。

肌筋膜综合征

拉伸测试：拇指在手掌平面上完全外展和伸展。

PIR：从伸展位开始，患者在内收方向上轻微收缩，同时测试者与之相抵抗。在放松阶段再稍微拉伸。

典型相关疾病

肌肉无力发生在尺神经卡压综合征（豌豆骨 – 钩骨综合征和尺神经沟综合征）中。如果拇指掌指关节无力，对拇对掌肌和拇收肌的辨别测试可以区分腕管综合征和豌豆骨 – 钩骨综合征。

此外，拇收肌是测试 C8 / T1 节段相对可靠的指征肌。

卡压点：尺神经沟综合征、豌豆骨 – 钩骨综合征。

运动神经支配：尺神经（C8、T1）

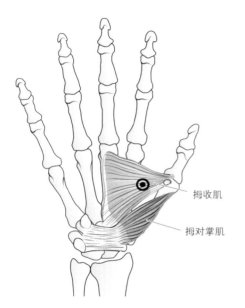

图 2.79   拇收肌，解剖学示意图

拇收肌

拇对掌肌

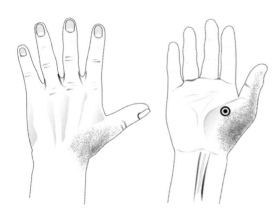

图 2.80   拇收肌，触发点和牵涉痛

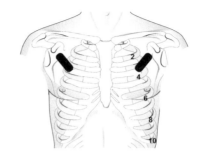

图 2.81   拇收肌，神经淋巴反射点（NL）前侧

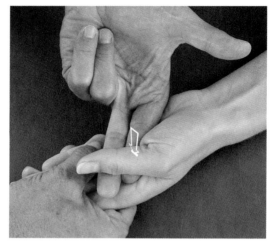

图 2.82   拇收肌的测试

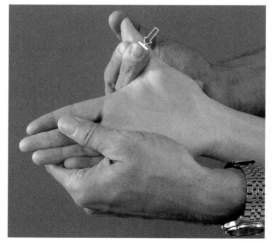

图 2.83   拇收肌的等长收缩后放松（PIR），收缩阶段

腹肌

腹内斜肌

解剖学

起点：胸腰筋膜、髂嵴、腹股沟韧带外侧 1/2。

走行：斜向上和向内（后部纤维），逐渐变水平（前部纤维增多）。位于腹外斜肌与腹横肌之间。

止点：后部纤维附着在第 3、4 肋上，继续向前延伸至腹直肌鞘，前下部纤维通过腹股沟管与精索一起作为提睾肌。

腹外斜肌

解剖学

起点：在下 8 肋的外表面。

走行：斜向下和内侧。

止点：上部纤维延伸至腹直肌鞘，下部纤维延伸到髂嵴和腹股沟韧带。

腹内斜肌和腹外斜肌的功能

在双侧收缩时，使耻骨联合和胸廓靠近；稳定腹壁；保护内脏。

在单侧收缩时，使脊柱侧屈和旋转（同侧腹内斜肌和对侧腹外斜肌作用）。

弱征：根据 Mayr（Rauch，1994），在"悬垂腹"或"便腹"下腹部无力的情况下，双侧肌力不足时骨盆前倾，单侧肌力不足时一侧髂骨前倾。坐位时腹侧部隆起。

测试腹斜肌前部纤维

原则上，测试的是对侧腹外斜肌和同侧腹内斜肌。

位置：髋关节屈曲 75°、躯干向左旋转约 45°（右肩向前），以进行右侧腹外斜肌和左侧腹内斜肌的测试。

为了重点测试下部纤维，可以在髋关节屈曲 90° 下进行。

固定：将患者的腿以伸展位或稍微屈曲位固定在床上。

测试接触：整体测试，手臂交叉的肩前区域。

当测试者用测试手接触肩前区时，可以更好地区分同侧腹外斜肌与对侧腹内斜肌。注意要很好地稳定骨盆。

当测试者将测试手接触肩后区时，会注重测试肩后侧的腹内斜肌。

患者：体前屈（朝向足）并呼气。

测试者：向躯干伸展方向持续施加力。

注意：可以根据推荐的腹部肌肉训练方法来进行替代测试。患者仅将胸廓从床上抬起并将其完全旋转到测试肌肉的对侧（双臂交叉在胸前）即可。测试者按压上抬的肩部并试图将患者的躯干按压到床面上。

测试期间的错误和预防措施：如果测试者给予过多向下的测试矢量，肌肉则会被错误地测试为过强。呼气会增加肌肉的相对强度。在腰椎屈曲的情况下，腰肌将更多地被募集（代偿）。

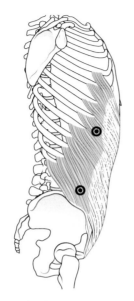

图 2.84　腹外斜肌，解剖学示意图

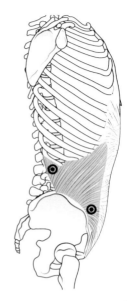

图 2.87　腹内斜肌，解剖学示意图

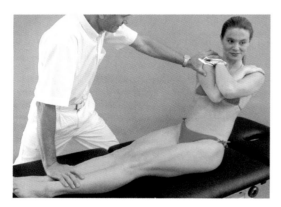

图 2.85　右侧腹外斜肌前部纤维的首选测试

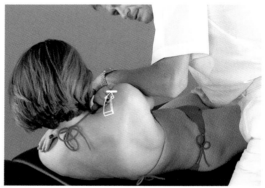

图 2.88　腹斜肌的替代测试

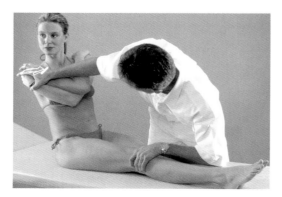

图 2.86　右侧腹内斜肌前部纤维的首选测试

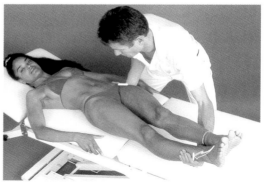

图 2.89　腹斜肌后部纤维的测试，双腿抬离床面约 15 cm

测试腹斜肌后部纤维

位置：仰卧位双腿抬离床约 15cm，向被测肌肉一侧侧屈 10°。

固定：对侧髋部。

患者：将腿移动到测试的一侧。

测试者：保持与患者抵抗。

在测试腹斜肌后部纤维时，应考虑在双腿平放在床面时进行测试时腰方肌的显著协同作用。

肌筋膜综合征

拉伸测试：患者坐在床上，检查者将自己的膝关节放在患者骨盆旁。让患者将测试侧手臂肘部屈曲抬起，然后测试者握住患者该肘部将躯干侧屈在测试者的大腿上。当测试者用手固定患者躯干侧壁下部结构时，通过要求患者吸气，可使外侧腹壁和胸壁的所有部分得到活动和拉伸。增加躯干的屈曲和伸展可以拉伸更多后部和前部肌纤维。

PIR：从拉伸位，可以通过抬头和呼气进行轻微的收缩（腹部肌肉在呼气时收缩）。

在放松（低头，吸气）期间，测试者通过患者肘部杠杆作用来进行轻微拉伸。

典型相关疾病

骨盆慢性不稳定（髂骨前侧），"软腹股沟"。腹斜肌和腹横肌在稳定骶髂关节中发挥关键作用（Richardson et al，2002）。

> **运动神经支配**：T7~T12
> **内脏体壁反射**：T6~T7
> **肋泵区**：ICR，肋横突关节（第 1、2、7、10 肋）
> **器官关系**：小肠
> **经络关系**：小肠经
> **营养关系**：维生素 E、辅酶 Q10、酶、盐酸甜菜碱、益生菌、L- 谷氨酰胺

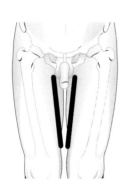

图 2.90　腹斜肌，神经淋巴反射点（NL）前侧

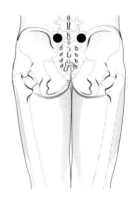

图 2.91　腹斜肌，神经淋巴反射点（NL）后侧

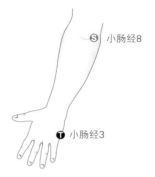

图 2.93　腹斜肌，引流点（S），导入点（T）

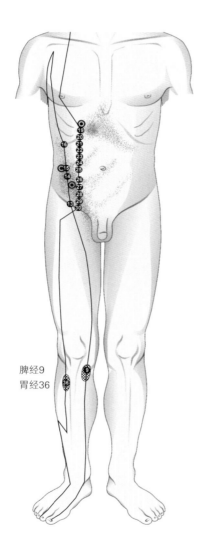

脾经9
胃经36

图 2.92　腹斜肌的触发点和牵涉痛

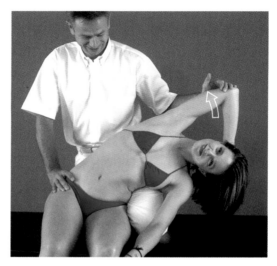

图 2.94　从拉伸位开始等长收缩后放松（PIR）：呼气和抬头进行收缩

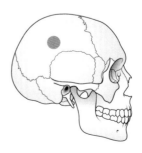

图 2.95　腹斜肌，神经血管反射点（NV）

腹直肌

解剖学

起点：耻骨结节与耻骨联合之间的耻骨上缘。

走行：垂直向上变宽，以 3 条腱划隔开

止点：第 5~7 肋软骨和胸骨剑突上。

功能

使胸骨和耻骨联合相互靠近，因此腹直肌使骨盆向后保持稳定。腹直肌与腹斜肌一起稳定腹腔脏器。吸气时腹直肌放松，用力呼气时收缩。

弱征：骨盆前倾。上腹部明显虚弱时上腹部隆起（Groptrommeltrager，Gasbanch nach Mayr；Rauch，1994），下腹部虚弱时下腹部隆起（kotbauch，samannshaltung nach Mayr）。

测试

位置：患者坐直，膝关节屈曲约 45°或伸直。腰椎应处于正常的前凸位。患者交叉双臂放在胸前，上半身向待测肌肉的对侧旋转 10°。

测试接触：患者交叉的手臂上。

固定：固定两侧小腿在床面上。

患者：移动躯干，使躯干屈曲向前的同时呼气。

测试者：向躯干伸展方向用力对抗。

压力矢量沿着躯干弯曲过程中的圆弧运动轨迹。

在测试的初始位置，躯干大幅度屈曲以测试腹直肌下段（80°~110°），小幅度屈曲来测试腹直肌上段（80°~45°）。如果要对两侧腹直肌进行测试，则患者的躯干无须旋转并要保持中立位。

替代测试

由于在上述测试方法中，即使膝关节屈曲，腰肌也具有极强的协同作用，因此根据推荐的腹肌训练方法，需要患者仰卧双臂交叉在胸前并将胸廓抬离床面。测试者仍在患者手臂交叉处施加阻力试图将患者推回至床面上。

测试期间的错误和预防措施：如果测试者选择过多向下的测试矢量，肌肉则会被错误地测试为过强。呼气增加了肌肉的相对强度。在腰椎屈曲的情况下，腰肌将更多被募集。

运动神经支配：T5~T12

内脏体壁反射：T6 和 T7

肋泵区：ICR，肋横突关节（第 3、5、10 肋）

器官关系：小肠

经络关系：小肠经

营养关系：维生素 E、辅酶 Q_{10}、盐酸甜菜碱、益生菌

脊源性反射 – 支配：连结处损伤（尾侧）

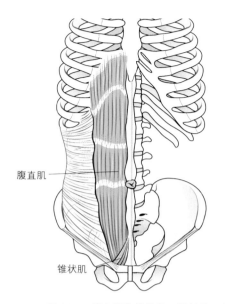

腹直肌

锥状肌

图 2.96   腹直肌和锥状肌，解剖学示意图

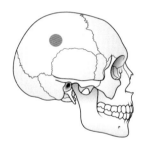

图 2.97   腹直肌，神经血管反射点（NV）

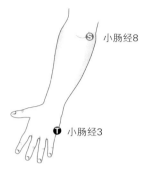

小肠经8

小肠经3

图 2.98   腹直肌，引流点（S），导入点（T）

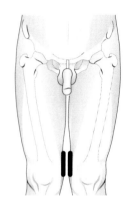

图 2.99   腹直肌，神经淋巴反射点（NL）前侧

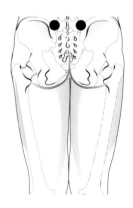

图 2.100   腹直肌，神经淋巴反射点（NL）后侧

肌筋膜综合征

拉伸测试：可以通过仰卧位将枕头放在腰下或取俯卧位使腰椎过度前凸来进行。

PIR：不适用。

卡压因素：脊神经前支可在腹直肌中受到卡压而激惹，导致相应节段的腹壁或内脏出现疼痛。

典型相关疾病

根据 Goodheart 的研究（Walther，1983；Walther，2000），矢状缝损伤，大部分受压与双侧腹直肌功能性抑制有关。

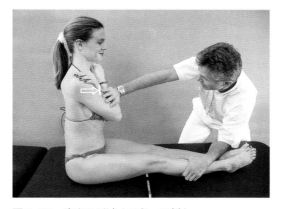

图 2.101　腹直肌测试（下段，双侧）

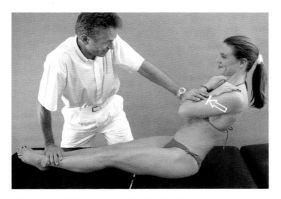

图 2.102　腹直肌上段（双侧）的测试

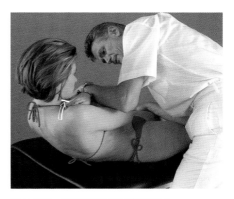

图 2.103　右侧腹直肌的替代测试

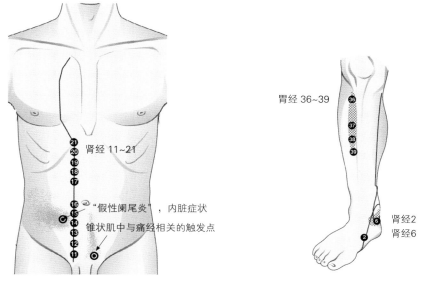

肾经 11~21

"假性阑尾炎"，内脏症状

锥状肌中与痛经相关的触发点

胃经 36~39

肾经2
肾经6

图 2.104 腹直肌的触发点及疼痛放射

图 2.105 腹直肌，远端有效穴位

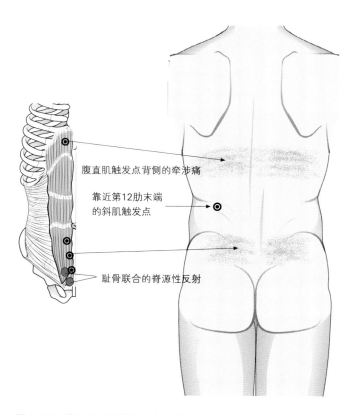

腹直肌触发点背侧的牵涉痛

靠近第12肋末端
的斜肌触发点

耻骨联合的脊源性反射

图 2.106 腹直肌、触发点和牵涉痛

盆底肌

耻尾肌

解剖学

起点：在耻骨内表面。

走行：向背侧和尾侧走行。

止点：内侧纤维束止于中央肌腱和前列腺筋膜（前列腺提肌）或阴道壁（耻骨阴道肌）；尾部纤维束围绕直肠作为耻骨直肠肌，与对侧纤维来形成环；侧束到达尾骨和骶骨。

功能

肛提肌的一部分，上提骨盆底，帮助膀胱和直肠的闭合。有助于盆腔内器官的矢状面稳定。

测试

位置：患者俯卧位，测试侧的腿抬高约 4 cm，膝关节屈曲 90°。股骨内旋约 40°，脚朝外。

固定：对侧腿的膝关节。

测试接触：从膝关节下方支撑测试腿。

患者：用全力将腿拉向对侧。

测试者：保持与患者用力方向相反施加阻力。

注意：该测试显然是对内收功能的测试。Beardall（1981）描述了该测试，并且已经在实践中证实，当在肌肉中应用起点 – 止点技术（参见 Garten，2012，kap. 10.3.1）时或刺激淋巴反射区时，测试中的功能弱点几乎总是消失。盆底肌群的协同作用可能是大腿内收肌发挥正常功能所必需的。

测试中的错误和预防措施：必须排除内收肌的功能弱点，这通常是通过如上所述的治疗性测试来完成。

肌筋膜综合征

PIR：根据 Lewit（1992）的技术可能会产生某种效果。

患者俯卧位，用双手扶住臀部两侧。在保持吸气（10s）的同时，双侧臀部和盆底肌收缩挤压在一起（类似憋尿动作）。在呼气和随后的放松期间（10s），放松肌肉，双手略微向两侧牵伸肌肉。

典型相关疾病

根据 SOT 盆腔疾病的 Ⅰ ~ Ⅱ 类（Garten，2016，kap. 3.2）。

尾骨痛、女性性交时症状明显（特别是在插入期间），会阴部在男性射精时疼痛。

所有与分娩后盆底有关的主诉，无论是否有会阴切开术，如相对性尿失禁、器官下垂。骨盆膈应与上部膈肌都作为一个整体来看待和治疗。

运动神经支配：S（4）、S5
经络关系：大肠
营养关系：维生素 E、辅酶 Q_{10}、益生菌、L-谷氨酰胺
脊源性反射 – 支配：连结处损伤（尾椎段）

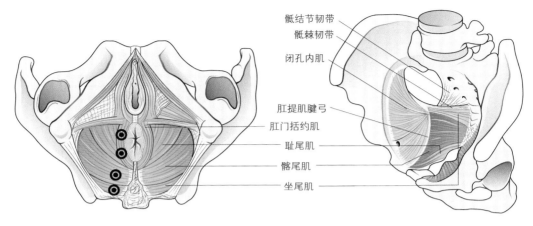

骶结节韧带
骶棘韧带
闭孔内肌

肛提肌腱弓
肛门括约肌
耻尾肌
髂尾肌
坐尾肌

图 2.107　盆底肌，解剖学示意图

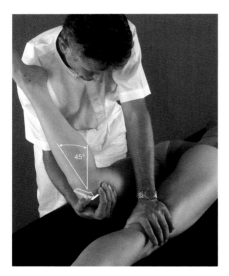

图 2.108　耻尾肌的测试

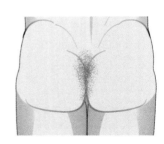

图 2.110　盆膈触发点及牵涉痛

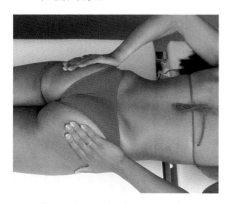

图 2.109　臀肌和盆底肌的等长收缩后放松（PIR）：吸气时收缩

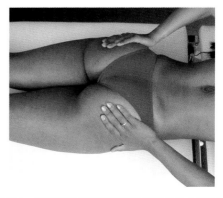

图 2.111　臀肌和盆底肌的等长收缩后放松（PIR）：呼气时放松

髂尾肌

解剖学

起点：耻骨或坐骨的内表面直至坐骨棘，肛提肌腱弓。

走行：向内、下、后方走行，位于耻尾肌的后方。

止点：尾骨外侧缘和肛尾韧带，肛门和尾骨之间的粗纤维束。

功能

上提骨盆底并支撑盆腔内脏器。

测试

位置：患者俯卧位。将测试侧的腿抬高约 10 cm，膝关节屈曲。

固定：对侧腿的膝关节。

测试接触：从下方支撑测试腿的膝关节

患者：将抬高膝关节拉向对侧。

测试者：与患者保持对抗。

测试中的错误和预防措施：如耻尾肌所述。

肌筋膜综合征

PIR：见耻尾肌。

尾骨肌（坐尾肌）

解剖学

起点：坐骨棘的内表面。

止点：在骶骨下部的侧缘和尾骨上。

功能

通常肌肉会腱化，汇入骶结节韧带并可以减轻其负荷。

测试

位置：患者俯卧，膝关节屈曲 90°，股骨向外旋转 45°（足移向内侧）。

固定：对侧腿膝关节。

测试接触：从下方支撑测试腿的膝关节。

患者：将膝关节拉向对侧。

测试者：与患者保持对抗。

测试中的错误和预防措施：如耻尾肌中所述。

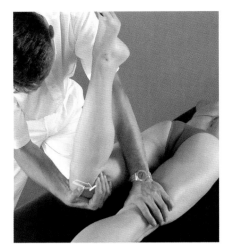

图 2.112　髂尾肌的测试

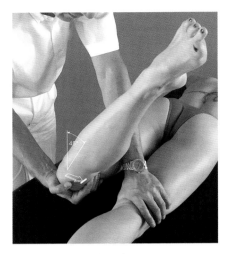

图 2.115　尾骨肌的测试

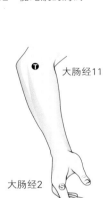

图 2.113　盆底肌，引流点（S），导入点（T）

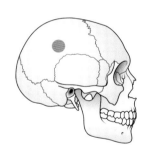

图 2.116　盆底肌，神经血管反射点（NV）

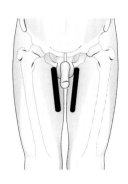

图 2.114　盆底肌，神经淋巴反射点（NL）前侧

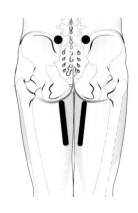

图 2.117　盆底肌，神经淋巴反射点（NL）后侧

肱二头肌

解剖学

起点

长头：肩胛骨盂上结节。

短头：与喙肱肌一起，起于喙突。

走行：长头腱从肱骨头上方穿过肱骨结节间沟。

止点：长头与短头共同止于桡骨粗隆。

功能

肘关节屈曲和前臂旋后，肩关节屈曲（长头），协助肱骨外展（长头），协助肱骨内收（短头）。

弱征：患者肘关节屈曲时前臂旋前。

测试

位置：肘关节屈曲 80° 并前臂旋后。

稳定：支撑肘部。

测试接触：前臂远端。

患者：用最大的力屈曲肘关节。

测试者：在肘关节屈曲时前臂运动弧线切线方向上保持抵抗。

肱二头肌长头的测试（近端部分）

位置：肩关节 45° 屈曲、20° 外展。前臂旋后肘关节屈曲使前臂垂直，手握拳。

固定：肩关节背侧。

测试接触：患者拳上方。

患者：用最大力将患者拳头向颅侧方向顶。

测试者：与患者对抗，保持矢量向尾侧方向。

测试中的错误和注意事项：肘关节稳定性不足，旋后不足。

肌筋膜综合征

拉伸测试：肌肉通过肩关节运动被拉伸；即肩关节和肘关节最大伸展、前臂旋前。

PIR：固定患者肩部和前臂远端，将患者肩部和手臂稳定在伸展位。患者最小限度地屈曲肩关节和肘关节以收缩肱二头肌。检查者在放松阶段略微牵伸，尤其肩部。

典型相关疾病

肱二头肌长头腱的刺激和滑脱。右肩关节疼痛常由开放的回盲瓣引起：相关的神经淋巴反射位于肱二头肌长头肌腱上方。

卡压点：C5 和 C6 根部病变（C5／C6 椎间孔区域，Patten，1998），肌皮神经穿过喙肱肌时被卡压。

> **运动神经支配**：肌皮神经（C5、C6）
> **肋泵区**：ICR，肋横突关节（第 7、9 肋）
> **器官关系**：胃
> **经络关系**：胃经
> **营养关系**：磷酸酶

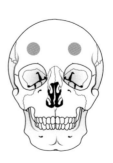

图 2.118　肱二头肌，神经血管反射点（NV）

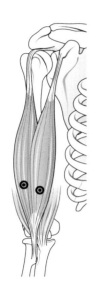

图 2.119 肱二头肌，解剖学示意图

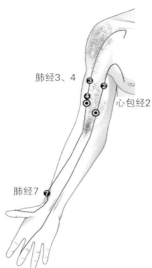

图 2.120 肱二头肌，远端有效穴位

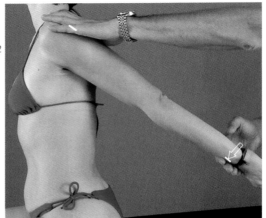

图 2.122 肱二头肌的等长收缩后放松（PIR）

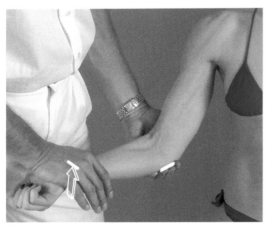

图 2.121 肘关节屈曲测试

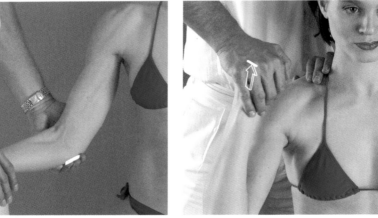

图 2.123 肱二头肌长头测试

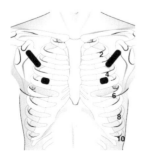

图 2.124 肱二头肌，神经淋巴反射点（NL）前侧

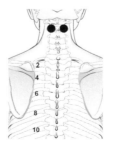

图 2.125 肱二头肌，神经淋巴反射点（NL）后侧

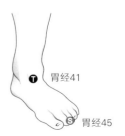

图 2.126 肱二头肌，引流点（S），导入点（T）

肱肌

解剖学

起点：位于肱骨干前面远端 2/3（三角肌粗隆的远端）以及内侧和外侧肌间隔。

走行：位于肱二头肌深层，可以在肱二头肌和肱骨之间内侧和外侧触及肱肌的远端半。

止点：尺骨粗隆。

功能

屈曲肘关节。

测试

位置：肘关节屈曲 80° 并保持在旋前和旋后之间的中立位。这使得肱肌的测试与肱二头肌的测试不同，但另一方面，该位置更合适肱桡肌的测试。Kendall（1983）以及 Walther（2000）以此位置进行测试，Beardall（1983）则在完全旋前位进行测试。

固定：支撑肘部。

测试接触：前臂远端。

患者：用最大的力量弯曲肘关节。

测试者：在肘关节屈曲时前臂运动弧线切线方向上保持抵抗。

测试中的错误和注意事项：肘关节稳定性不足，旋后。

肌筋膜综合征

拉伸测试：肌肉在肘关节最大伸展、前臂旋后和肩关节屈曲时进行拉伸，以保持肱二头肌放松。

PIR：由于肘关节伸展角度的限制，因此仅在严重缩短时有效。从拉伸位开始，在吸气阶段肘关节屈曲轻微抵抗阻力 10 秒，并在放松阶段略微拉伸。

卡压因素：桡神经浅表皮支的卡压。这会导致拇指背侧麻木和疼痛。

典型相关疾病

卡压点：穿过喙肱肌的肌皮神经受到卡压，即 C5 / C6 椎间孔区域、C6 神经根的卡压（Patten，1998）。

运动神经支配：肌皮神经（C5、C6）
器官关系：胃
经络关系：胃经
营养关系：钙、镁、铁、维生素 B_5，多不饱和脂肪酸、磷酸酶

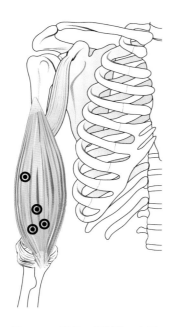

图 2.127　肱肌，解剖学示意图

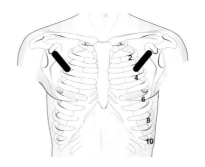

图 2.129　肱肌，神经淋巴反射点（NL）前侧

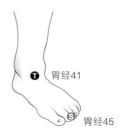

图 2.130　肱肌，引流点（S），导入点（T）

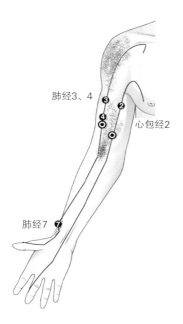

图 2.128　肱肌，远端有效穴位

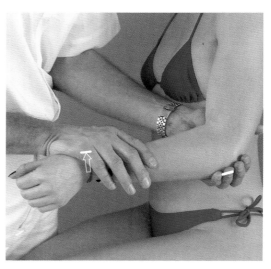

图 2.131　肱肌测试

肱桡肌

解剖学

起点：肱骨外上髁上方至三角肌止点，肱肌外侧肌间隔。

走行：肘屈肌桡侧以及远端。

止点：桡骨茎突。

功能

前臂旋前下强大的屈肘肌，使前臂处于旋前和旋后的中立位。

弱征：手臂完全伸展。

测试

位置：肘关节屈曲 75°，并保持在旋前和旋后之间的中立位（Walther，1981；Kendall und Kendall，1983）。Beardall（1983）采用完全旋前测试。

固定：在肘部。

测试接触：前臂远端。

患者：抵抗测试者的阻力使肘关节屈曲。

测试者：在前臂远端与肘关节屈曲运动做抵抗。

测试中的错误和注意事项：肘关节稳定性不足。

肌筋膜综合征

伸展测试：支撑肘部，并充分伸展、旋前，手向尺侧偏，这会引起触发点的疼痛。

PIR：单独对于这块肌肉不一定有效，因为拉伸受到肘关节伸展的限制。触发点和高张性通常与手和指的伸肌有关，需要对它们进行共同治疗。

典型相关疾病

肱骨内上髁炎，可以通过触发点和放射痛进行查验。

卡压点：肱桡肌是反映 C6 神经根、C5 /C6 椎间孔区域病变的关键肌（Patten，1998）。

运动神经支配：桡神经（C5、C6）
肋泵区：ICR，肋横突关节（第 4、5 肋）
器官关系：胃
经络关系：胃经
营养关系：钙、镁、铁、维生素 B$_5$、多不饱和脂肪酸、磷酸酶

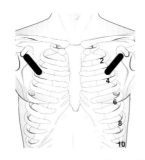

图 2.132　肱桡肌，神经淋巴反射点（NL）前侧

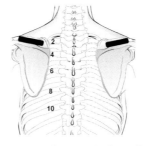

图 2.133　肱桡肌，神经淋巴反射点（NL）后侧

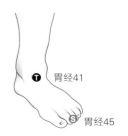

图 2.134　肱桡肌，引流点（S），导入点（T）

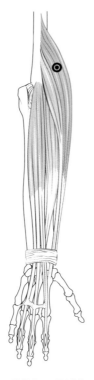

图 2.135　肱桡肌，解剖学示意图

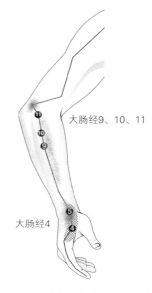

大肠经9、10、11

大肠经4

图 2.137　肱桡肌，触发点及牵涉痛，远端有效穴位

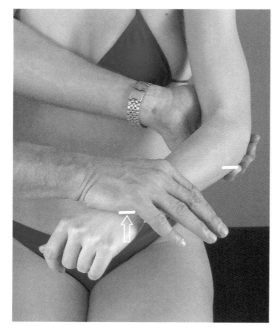

图 2.136　肱桡肌的测试

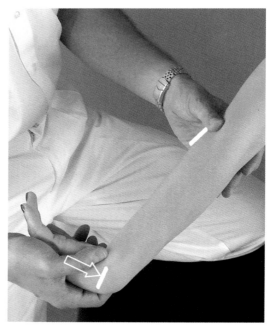

图 2.138　肱桡肌的等长收缩后放松（PIR）

喙肱肌

解剖学

起点： 与肱二头肌短头一起起自肩胛骨喙突。

走行： 肱二头肌短头肌腱深层。

止点： 肱骨中部内侧小结节嵴处。

功能

肩关节的屈曲、内收。

弱征： 梳头困难。

测试

位置： 肩关节屈曲 45°、外展 45°~60°，肘关节完全屈曲，前臂完全旋后，最大限度地缩短协同作用的肱二头肌。

固定： 在肩关节上。

测试接触： 对于强壮的患者（尤其是运动员），如上所述，最好从上方接触患者屈曲的肘部，并在肱骨屈曲时肘关节所运动的弧线上与患者对抗。

患者： 抵抗阻力屈曲肩关节（带有轻微的内收成分）。

测试者： 保持在伸展和轻微外展方向上对抗。

测试中的错误和注意事项： 外展不足。

肌筋膜综合征

拉伸测试： 在最大外展、外旋时伸展肱骨。

PIR： 患者可采用仰卧位，在拉伸位置收缩抵抗手臂重量，在放松阶段通过手臂的重量使其得到拉伸。

卡压点： 在高张性肌肉中可能会导致肌皮神经卡压，特别是在长时间的上肢过顶工作中（Leaf，1996）。然而，这在临床上似乎很少见（Travell und Simons，1983）。症状是肱二头肌和肱肌的无力，以及前臂桡侧的感觉异常。

典型相关疾病

功能抑制通常与协同的三角肌的高张性相关，反之亦然。

C6 神经根（C5 / C6 椎间孔）的损伤导致喙肱肌无力（Patten，1998），胸廓出口综合征（斜角肌综合征、肋锁综合征）。

运动神经支配： 肌皮神经（C5、C6）
内脏体壁反射： T3
肋泵区： ICR，肋横突关节（第 4、8 肋）
器官关系： 肺
经络关系： 肺经
营养关系： 维生素 C、维生素 E、β 胡萝卜素、硒、N- 乙酰半胱氨酸

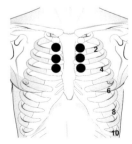

图 2.139　喙肱肌，神经淋巴反射点（NL）前侧

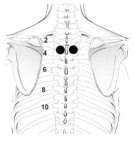

图 2.140　喙肱肌，神经淋巴反射点（NL）后侧

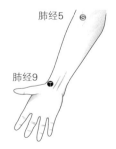

图 2.141　喙肱肌，引流点（S），导入点（T）

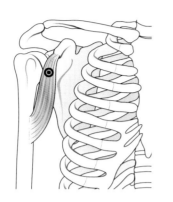

图 2.142　喙肱肌，解剖学示意图

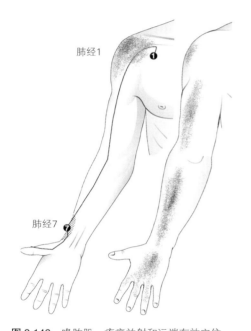

肺经1

肺经7

图 2.143　喙肱肌，疼痛放射和远端有效穴位

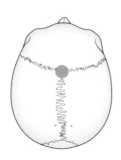

图 2.144　喙肱肌，神经血管反射点（NV）

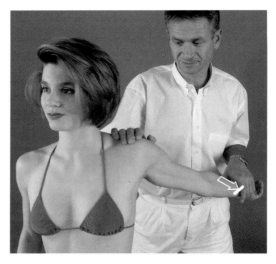

图 2.145　喙肱肌的等长收缩后放松（PIR）

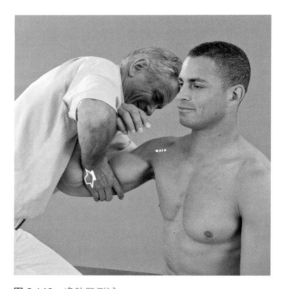

图 2.146　喙肱肌测试

三角肌

三角肌中束（肩峰部）。

解剖学
起点：肩峰。
走行：纤维垂直走行。
止点：肱骨三角肌粗隆。

功能
外展肱骨；这也是三角肌三个部分的整体功能。

测试
位置：患者上臂外展 90°，肩关节位于内旋、外旋之间的于中立位，肘关节屈曲 90°。

这也是三角肌整体的测试位置。

固定：患者的上半身处于中立位，一只手放在对侧肩上。

测试接触：轻柔放在肘部。

患者：上臂全力向上抬，向外展方向对抗测试者施加的阻力。

测试者：保持使患者上臂内收方向施加下压的力。力矢量必须保持在冠状面，即肩关节务必不出现屈曲或伸展。

如果在测试期间患者和测试者之间的力平衡需要使用更长的杠杆，作为例外，则可以在肘部伸展的情况下进行测试。

测试中的错误和预防措施：肱骨必须在测试前处于外展位，测试矢量必须完全沿内收方向进行，避免肱骨旋转。确保足够的稳定性，阻力杠杆不能太长，以保证患者和测试者的力量平衡（避免在长杠杆上进行测试）。

肌筋膜综合征
拉伸测试：患者坐位，手臂后伸至上半身背部并内收，就像去抓住对侧的肩胛骨。

PIR：治疗师从患者三角肌拉伸位置开始，患者向中立位轻微收缩，在放松阶段，治疗师略微拉伸。

典型相关疾病（三角肌整体）
脊柱颈胸连结处的活动受限通常存在双侧功能障碍。

三角肌的损伤导致肩锁关节不稳定。另一方面是肩锁关节及其韧带的损伤与三角肌的抑制有关。三角肌的抑制会导致斜方肌上束和冈上肌的高张状态并形成触发点。

卡压点：C5 神经根部的损伤导致三角肌与所有其他肩关节外展肌无力（Patten，1998），即斜角肌综合征、肋锁关节综合征和胸小肌综合征。臂丛神经通路上的所有三个狭窄可能影响腋神经，腋神经在腋窝处，由臂丛后束发出，即腋外间隙综合征。

运动神经支配：腋神经（C4~C6）
内脏体壁反射（TS 线）：T3
肋泵区：ICR，肋横突关节（第 2、3、4、7、10 肋）
器官关系：肺、胸腺
营养关系：维生素 C、β 胡萝卜素、维生素 E、硒、N- 乙酰半胱氨酸
脊源性反射 – 支配：胸椎和第 1、第 2 腰椎节段

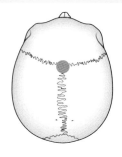

图 2.147　三角肌，神经血管反射点（NV）

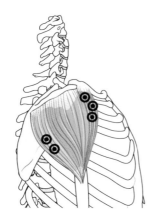

图 2.148   三角肌，解剖学示意图

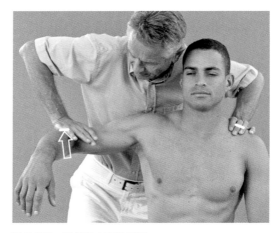

图 2.150   三角肌中束的测试

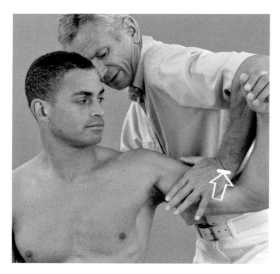

图 2.149   三角肌前束的测试

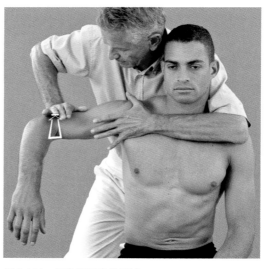

图 2.151   三角肌后束的测试

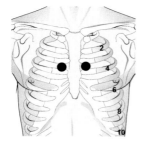

图 2.152   三角肌，神经淋巴
反射点（NL）前侧

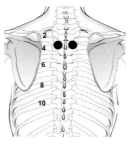

图 2.153   三角肌，神经淋巴
反射点（NL）后侧

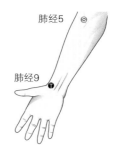

图 2.154   三角肌，引流点
（S），导入点（T）

三角肌前束（锁骨侧）

解剖学
起点：锁骨肩峰端 1/3 处。
走行：由前上向后下会聚。
止点：肱骨三角肌粗隆。

功能
外展、屈曲、内旋上臂。
弱征：上臂悬空时肩关节轻微外旋。无法保持测试位以募集其他肌肉。

测试
位置：上臂外展 90°、外旋 45°、屈曲 10°，肘关节屈曲 90°。
固定：患者肩后部。
测试接触：上臂远端，靠近肘部。
患者：患者肩关节向外展、屈曲、伸展方向用力。
测试者：保持与患者动作相反方向施加力。
测试中的错误和注意事项：测试前先外展肱骨，测试矢量必须朝向内收和伸展方向。

肌筋膜综合征
拉伸测试：患者坐位。上臂伸展并外旋（拉伸测试不充分）。
PIR：治疗师应从肩关节伸展位开始，患者在中立位轻微向肩水平内收方向收缩三角肌，在放松阶段，治疗师略微拉伸。

三角肌后束（脊柱侧）

解剖学
起点：肩胛骨外侧 2/3。
走行：从后上向前下会聚。
止点：肱骨三角肌粗隆。

功能
伸展、外旋和外展上臂。
弱征：上臂自然悬挂时轻微内旋。

测试
位置：患者将肱骨外展 90°、内旋 45°、伸展 10°。
固定：向前固定患者肩部。
测试接触：接触患者肘部后上方。
患者：沿上臂伸展方向，向后和向上用力。
如果患者和测试者之间的力平衡需要在测试期间使用更长杠杆，则可以在肘关节伸展的情况下进行测试。
测试者：保持与患者动作相反方向施加力。
测试中的错误和注意事项：测试前必须先外展肱骨，测试矢量必须朝向肩关节内收和屈曲方向。防止患者向对侧倾斜身体以募集冈上肌。

肌筋膜综合征
拉伸测试：手臂最大内收，即在坐位下患者手臂拉过胸前。
PIR：治疗师应从患者三角肌后束拉伸位开始，患者轻微收缩三角肌至中立位，在放松阶段，治疗师略微拉伸。

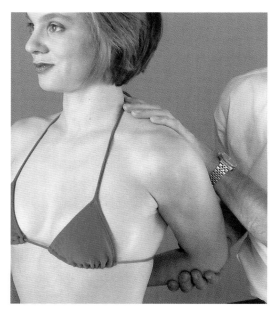

图 2.155　三角肌前束和中束的等长收缩后放松（PIR）

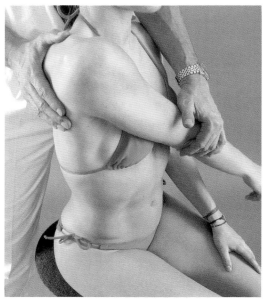

图 2.157　三角肌后束的等长收缩后放松（PIR）

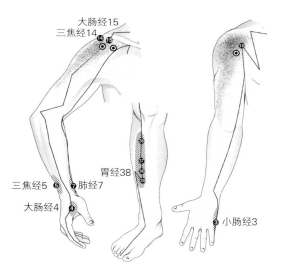

图 2.156　三角肌，肌筋膜综合征，远端有效穴位

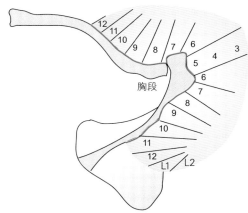

图 2.158　三角肌脊源性反射区

桡侧腕伸肌（长头和短头）

解剖学
起点

长头：肱骨外上髁的远端 1/3，外侧肌间隔。

短头：肱骨外上髁，肘关节外侧副韧带和前臂筋膜。

走行：沿肱桡肌和指伸肌之间浅表走行。

止点

长头：第 2 掌骨底部的背面桡侧。

短头：第 3 掌骨底部的背面。

功能

腕关节伸展和桡偏。桡侧腕伸肌是肘关节屈曲的协同肌。

弱征：手向尺侧偏。

测试

位置：前臂旋前 45°~80°，腕关节伸展并桡偏。

固定：固定在前臂远端 1/3 处。

测试接触：手掌接触被测的第 1 和第 2 掌骨背面桡侧区域。

患者：用力将手桡偏和伸展。

测试者：向被测腕关节屈曲和尺偏方向用力与患者对抗。

测试中的错误和注意事项：激发疼痛，缺乏稳定性。

肌筋膜综合征

拉伸测试：肘关节伸展，腕关节屈曲和尺偏。

PIR：根据拉伸测试固定手臂，患者在腕关节伸展和桡偏方向上轻微收缩。操作者在放松阶段向尺偏和屈曲方向拉伸。

卡压点：桡侧腕短伸肌的紧张会刺激穿过其肌腹的桡神经感觉分支。这可能导致手背区域的感觉异常。

典型相关疾病

出现类似"网球肘"样的疼痛。

卡压点：胸廓出口综合征、桡神经沟综合征。C7 神经根（C6 / C7 椎间孔区域）病变可导致肌肉无力（Patten，1998）。胸廓出口综合征（斜角肌综合征、肋锁综合征和喙突胸小肌综合征）。

> **运动神经支配**：桡神经（C5~C7）
> **营养关系**：钙、镁、铁、维生素 B_5（有氧 / 无氧代谢补充剂）、多不饱和脂肪酸、磷酸酶

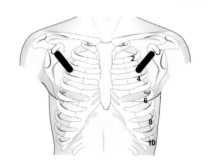

图 2.159　桡侧腕伸肌，神经淋巴反射点（NL）前侧

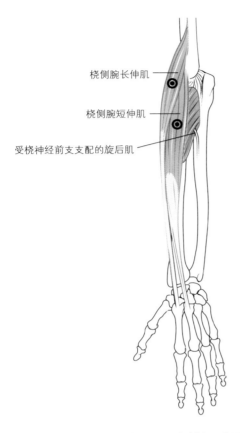

图 2.160　桡侧腕伸肌（长和短），解剖学示意图

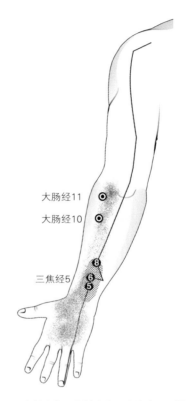

图 2.162　桡侧腕伸肌的触发点，牵涉痛，远端有效穴位

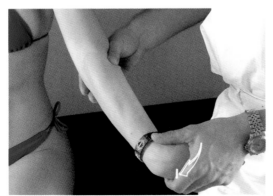

图 2.161　桡侧腕伸肌的等长收缩后放松（PIR），收缩期

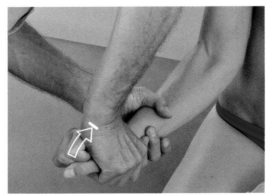

图 2.163　桡侧腕伸肌的测试

尺侧腕伸肌

解剖学

起点：肱骨外上髁，尺骨后缘和前臂筋膜。

走行：沿前臂肌肉背侧靠近尺侧走行，指伸肌尺侧。

止点：第 5 掌骨底的尺侧。

功能

腕关节伸展和尺偏。

弱征：腕关节呈现桡偏和屈曲。

测试

位置：腕关节尺偏和伸展。

固定：患者前臂的远端。

测试接触：第 5 掌骨的背侧和尺侧。

患者：用力进行腕关节尺偏和伸展。

测试者：保持向腕关节屈曲和桡偏方向与患者对抗。

测试中的错误和预防措施：测试时激发疼痛，缺乏稳定性。

肌筋膜综合征

拉伸测试：肘关节伸展保持稳定，腕关节屈曲并桡偏。

PIR：从如上所述的拉伸位开始，患者在腕关节伸展和尺偏方向上进行轻微收缩，在放松阶段向屈曲和桡偏方向轻轻拉伸。由于在屈曲时桡偏程度有限，因此该肌肉的放松使用肌筋膜疗法更为合适。

典型相关疾病

类似网球肘（肱骨外上髁炎）样疼痛。

注意：对桡神经进行一组测试可共同测试桡侧腕伸肌和尺侧腕伸肌，即前臂远端固定，患者伸出手，同时腕关节向背伸方向用力（避免桡偏或尺偏）。测试者在患者腕关节进行背伸运动弧线上施加对抗力。

卡压点：C7 神经根（C6 / C7 椎间孔）的病变可导致肌肉无力（Patten，1998），以及胸廓出口综合征、桡神经沟综合征、旋后肌综合征。

运动神经支配：桡神经（C6~C8）
营养关系：有氧 / 无氧代谢补充剂（钙、镁、铁、维生素 B_5）、多不饱和脂肪酸、磷酸酶

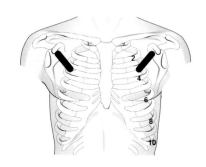

图 2.164　尺侧腕伸肌，神经淋巴反射点（NL）前侧

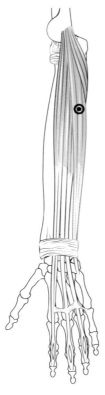

图 2.165   尺侧腕伸肌，解剖学示意图

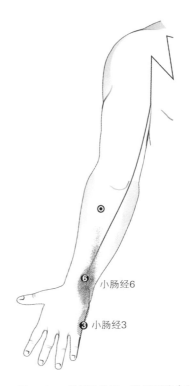

图 2.167   尺侧腕伸肌，肌筋膜综合征

小肠经6

小肠经3

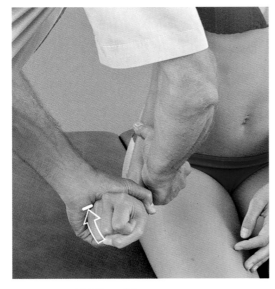

图 2.166   尺侧腕伸肌测试

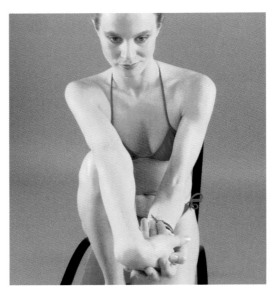

图 2.168   尺侧腕伸肌的等长收缩后放松（PIR）

指伸肌

解剖学

起点：肱骨外上髁和前臂筋膜。

走行：在尺侧腕伸肌和桡侧腕伸肌之间。

止点：由 4 条肌腱走行至第 2~5 指的背侧腱膜。每个肌腱在掌指关节上方分 3 束，中间束止于中节指骨底，两侧束止于远节指骨底。

功能

伸展第 2~5 指的掌指关节、近端指骨间关节和远端指骨间关节（与蚓状肌和骨间肌共同作用），协助伸展腕关节。

弱征：掌指关节伸展困难，休息位可见见手指屈曲增加。

测试

位置：患者伸展腕关节。第 2~5 指的掌指关节保持伸展、近端指骨间关节和远端指骨间关节保持屈曲（Leaf, 1996）或保持伸展。

固定：腕关节。

测试接触：第 2~5 指的中节指骨。

患者：伸展手指。

测试者：向屈曲方向与患者对抗。

测试中的错误和注意事项：测试过程中必须精确力度。

肌筋膜综合征

拉伸测试：肘部伸展，前臂旋前，腕关节屈曲和手指所有关节的屈曲（指尖在手掌中）。

PIR：从拉伸位置开始，要求患者在掌指关节处轻微抗阻伸展手指。操作者在放松阶段进行轻微的拉伸。

典型相关疾病

与桡神经卡压综合征相似，不应省略对该肌肉的检查。

卡压点：C7 神经根（C6 / C7 椎间孔）的病变，以及旋后肌综合征（桡神经深支）、斜角肌综合征、肋锁综合征、胸小肌综合征。

> **运动神经支配：桡神经（C6~C8）**

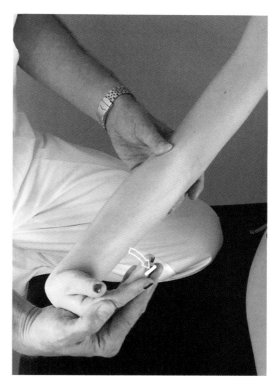

图 2.169　指伸肌的等长收缩后放松（PIR），收缩期

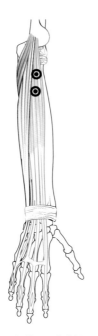

图 2.170　指伸肌，解剖学示意图

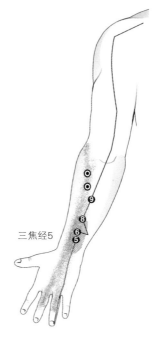

三焦经5

图 2.172　指伸肌，远端有效穴位

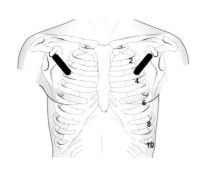

图 2.171　指伸肌，神经淋巴反射点
（NL）前侧

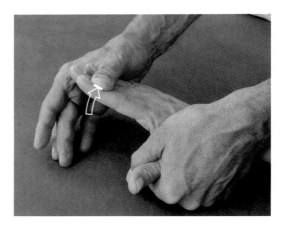

图 2.173　指伸肌测试

趾长伸肌

解剖学

起点：胫骨外侧髁，腓骨上端 3/4 和小腿骨间膜。

走行：腓骨长肌和腓骨短肌的浅层，位于胫骨前肌深层。

止点：第 2~5 趾的中节和远节趾骨底。

功能

伸展第 2~5 趾的中节和末节。足的背伸和旋前（外翻）。有助于踝关节的外侧稳定。

步行周期中，在足跟着地后控制足的下降，在摆动相与胫骨前肌协同保持足部向上（Travell und Simons，1992）。如果没有第三腓骨肌附着时，则接管第三腓骨肌的功能。后者也被认为是趾伸肌的延伸（Frick，Leonhardt et al，1992a；Frick，Leonhardt et al，1992b）。

弱征：锤状趾，行走时足内翻。

测试

位置：患者足部中度跖屈。

固定：足跟区域。

测试接触：第 2~5 趾的中节趾骨头部。

患者：伸展足趾。

测试者：保持与患者对抗。

测试中的错误和注意事项：必须严格遵守测试位置和测试矢量。测试和固定的手不应激发疼痛。

肌筋膜综合征

拉伸测试：足部内翻和跖屈，第 2~5 趾最大屈曲。

PIR：从上述拉伸位开始，患者轻轻地将足趾向背伸方向用力，保持吸气 7~10 秒。在呼气期间，操作者轻微拉伸。

典型相关疾病

踝关节外侧不稳定；骰骨外侧病变；胫腓关节病变；第三腓骨肌同时功能减弱。

卡压点：L5 神经根（L4／L5 椎间孔）病变，以及髂腰韧带综合征、梨状肌综合征、腓管综合征。

运动神经支配：腓深神经（L4、L5、S1）
肋泵区：ICR，肋横突关节（第 3、4、8、9 肋）
器官关系：膀胱
营养关系：维生素 A，主要含有维生素 B₁ 的复合维生素 B，钾
脊源性反射 – 支配：L1、L3、S3

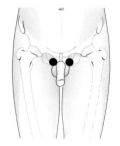

图 2.174　趾长伸肌，神经淋巴反射点（NL）前侧

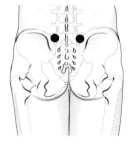

图 2.175　趾长伸肌，神经淋巴反射点（NL）后侧

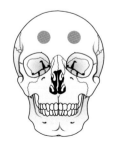

图 2.176　趾长伸肌，神经血管反射点（NV）

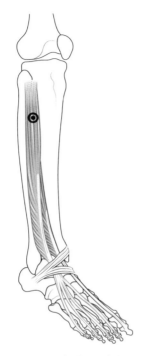

图 2.177 趾长伸肌，解剖学示意图

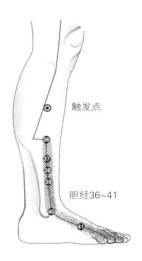

触发点

胆经36~41

图 2.179 趾长伸肌，远端有效穴位

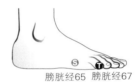

膀胱经65 膀胱经67

图 2.180 趾长伸肌，引流点（S），导入点（T）

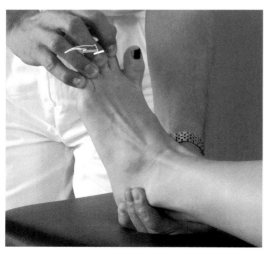

图 2.178 趾长伸肌测试

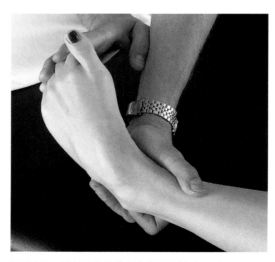

图 2.181 趾长伸肌的等长收缩后放松（PIR）

踇短伸肌

解剖学
起点： 跟骨背侧远端、外侧面。
走行： 在趾长伸肌腱深层，由外侧向内侧远端成对角线斜穿过足上方。
止点： 踇趾近节趾骨底部的背面。

功能
伸展踇趾的跖趾关节。
弱征： 踇趾处于屈曲位。

测试
位置： 踇趾伸展。
固定： 在患者的第 1 跖骨处。
测试接触： 踇趾近节趾骨头的背面。
患者： 伸展踇趾。
测试者： 保持与患者用力相对抗。
测试中的错误和注意事项： 将踇短伸肌从踇长伸肌中分离出来测试是非常困难的。

肌筋膜综合征
拉伸测试： 在踇短伸肌的拉伸测试中，将足保持在背伸，以与踇长伸肌相区分，并将踇趾跖趾关节屈曲至最大。
PIR： 要求患者将踇趾跖趾关节从拉伸位置轻轻用力伸展，同时检查者在踇趾跖趾关节处进行对抗。在放松阶段轻轻拉伸。

典型相关疾病
卡压点： L5 神经根病变、髂腰韧带综合征、梨状肌综合征；腓骨长肌和（或）趾长伸肌区域高张力；腓骨头病变，尤其是其上部和前部；腓骨综合征可以影响腓神经的浅支和深支（支配肌肉）；前跗管综合征。

运动神经支配： 腓深神经（L5、S1）
脊源性反射 – 支配： L3

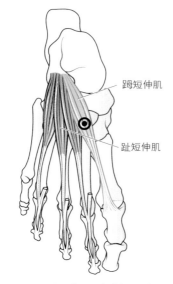

图 2.182　踇短伸肌，解剖学示意图

踇短伸肌

趾短伸肌

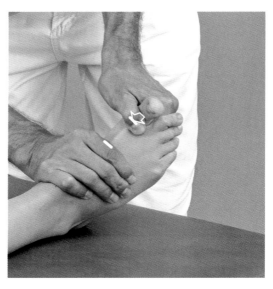

图 2.184　踇短伸肌测试

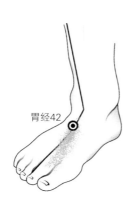

图 2.183　踇短伸肌，触发点及牵涉痛

胃经42

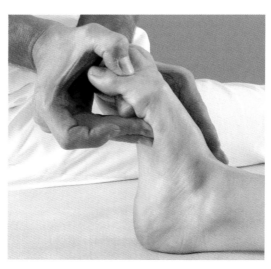

图 2.185　踇短伸肌的等长收缩后放松（PIR）

踇长伸肌

解剖学

起点： 小腿骨间膜和腓骨前表面的中间 3/4。

走行： 位于胫骨前肌深层。

止点： 踇趾远节趾骨的底部。

功能

伸展踇趾的跖趾关节和趾骨间关节。协助足的背伸和旋后。

弱征： 踇趾末节处于屈曲位。

测试

位置： 踇趾跖趾关节相对伸展。

固定： 足底的近节趾骨。

测试接触： 在末节趾骨背侧。

患者： 伸展踇趾。

测试者： 在屈曲方向与患者对抗。

测试中的错误和注意事项： 踇趾近节趾骨固定不稳。

肌筋膜综合征

拉伸测试： 为了测试踇长伸肌的张力，足部摆至最大屈曲和内翻位，踇趾包括远节趾骨也屈曲至最大。

PIR： 从拉伸位置开始，要求患者伸展踇趾。测试者保持与之对抗。在放松期间稍微拉伸。

典型相关疾病

卡压点： 腓骨头区域的卡压，见踇短伸肌；L5 神经根（L4 / L5 椎间孔）的病变导致踇长伸肌无力（Patten，1998；Walther，2000），以及髂腰韧带综合征、梨状肌综合征。

运动神经支配： 腓深神经（L5、S1）
脊源性反射 – 支配： L2

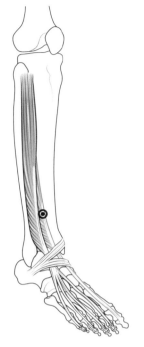

图 2.186　蹈长伸肌，解剖学示意图

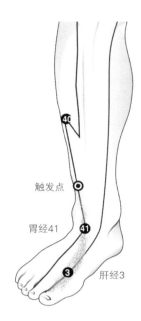

触发点

胃经41

肝经3

图 2.188　蹈长伸肌，触发点及牵涉痛

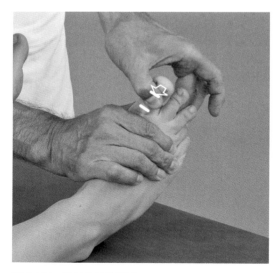

图 2.187　蹈长伸肌的测试

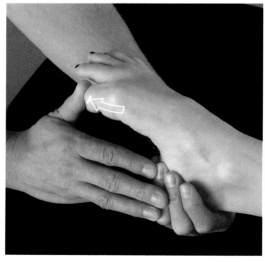

图 2.189　蹈长伸肌的等长收缩后放松（PIR）

拇短伸肌

解剖学

起点：尺骨、桡骨及骨间膜背面，拇长展肌起点远端，尺桡骨间膜。

走行：肌腱走行在桡骨茎突上，位于拇长伸肌腱鞘内。

止点：拇指近节指骨底的背面。

功能

伸展拇指掌指关节，协助腕掌关节的伸展，支持腕关节的桡偏；拇指的伸展，也就是向桡侧外展和背伸。

弱征：掌指关节伸展力量减退，休息位时拇指屈曲程度可能增加。

测试

位置：拇指伸展。

固定：手掌。

测试接触：拇指掌指关节的背面。

患者：拇指向伸展方向用力。

测试者：向患者掌指关节屈曲方向保持用力，与患者动作对抗。

测试中的错误和注意事项：缺乏稳定性，触压关节而产生疼痛。

典型相关疾病

卡压点：桡神经卡压（胸廓出口处，桡神经沟处，可导致旋后肌综合征）。C7 神经根病变（C6 / C7 椎间孔）。

拇长伸肌

解剖学

起点：尺骨背面的中间 1/3，尺桡骨骨间膜。

走行：从尺侧到桡侧。肌腱沿桡骨远端小沟走行。在拇指外展和伸展的情况下，尺骨远端可见该肌腱。

止点：在拇指远节指骨底的背面。

功能

伸展拇指远节，协助伸展腕掌关节和掌指关节。支持腕关节的桡偏和伸展。

拇指的伸展是指向背侧和桡侧方向上的移动以及拇指指骨间关节的伸展。

弱征：拇指远节在静止时处于过度屈曲位。

测试

位置：患者拇指伸肌的拉伸位。

固定：手掌。

测试接触：拇指末节的背面。

患者：将拇指末节进行伸展。

测试者：对患者末节指骨向屈曲方向施加阻力，与患者动作对抗。

测试中的错误和预防措施：缺乏稳定性，拇指指甲区域可触发疼痛。

典型相关疾病

滑雪拇指

卡压点：桡神经卡压。桡骨病变可导致拇指远节伸展无力，可通过拇短展肌（正中神经支配）和拇收肌斜向纤维（尺神经支配）延伸至背腱膜进行代偿。

运动神经支配：桡神经深支（C6~C8）

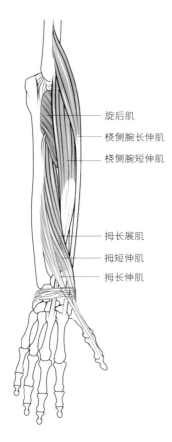

旋后肌
桡侧腕长伸肌
桡侧腕短伸肌

拇长展肌
拇短伸肌
拇长伸肌

图 2.190   拇短/长伸肌，解剖学示意图

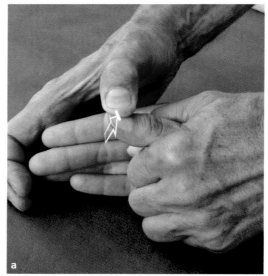

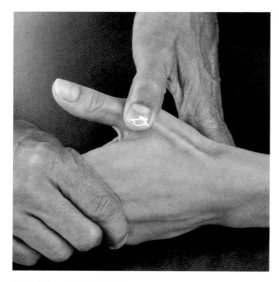

图 2.191   拇短伸肌测试

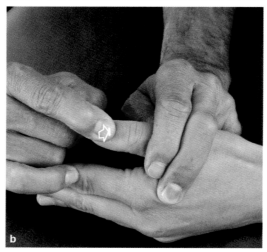

图 2.192   拇长伸肌测试

桡侧腕屈肌

解剖学

起点：肱骨内上髁，前臂筋膜（覆盖指浅屈肌深层的肌层）。

走行：在旋前圆肌近端与肱桡肌远端之间的桡侧，即掌长肌尺侧的浅表肌层。

止点：第 2 掌骨底的掌面和部分纤维止于第 3 掌骨底的一些纤维。

功能

腕关节的屈曲和桡偏。协助肘关节屈曲和前臂旋前。

弱征：腕关节尺侧内收增加，腕关节伸展增加。

测试

位置：前臂旋前 3/4，腕关节屈曲并桡偏。

固定：固定患者前臂的远端。

测试接触：鱼际。

患者：向屈曲和桡侧外展方向用力。

测试者：向伸展和尺侧内收方向施加阻力，与患者动作对抗。

测试中的错误和注意事项：缺乏稳定性

肌筋膜综合征

拉伸测试：支撑肘部并伸展肘关节，腕关节进行尺偏和伸展。

PIR：从上述位置开始，患者在手的屈曲和桡侧外展方向上略微收缩，在放松阶段向伸展和尺偏方向上轻轻拉伸。

典型相关疾病

卡压点：C7 神经根病变（C6 / C7 椎间孔），以及胸廓出口综合征、旋前圆肌综合征。

运动神经支配：正中神经（C6~C8）

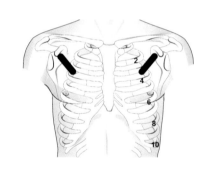

图 2.193　桡侧腕屈肌，神经淋巴反射点（NL）前侧

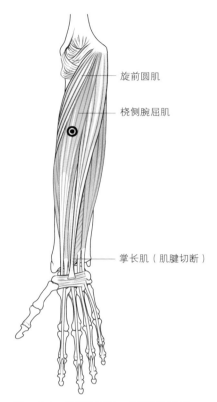

图 2.194　桡侧腕屈肌，解剖学示意图

旋前圆肌

桡侧腕屈肌

掌长肌（肌腱切断）

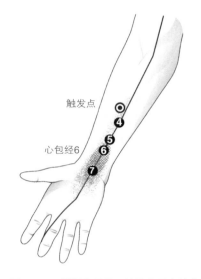

图 2.196　桡侧腕屈肌，触发点及牵涉痛

触发点

心包经6

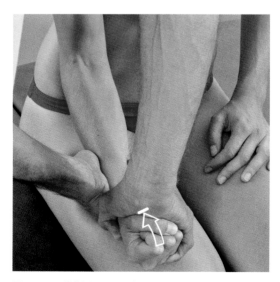

图 2.195　桡侧腕屈肌测试

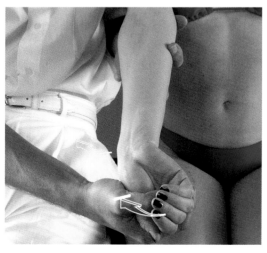

图 2.197　桡侧腕屈肌的等长收缩后放松（PIR）

尺侧腕屈肌

解剖学

起点

肱骨头：肱骨内上髁。

尺骨头：鹰嘴，尺骨近端 2/3 和前臂筋膜。

走行：在尺骨边缘和指浅屈肌之间。

止点：豌豆骨以及钩骨和第 5 掌骨底。

功能

腕关节屈曲和尺偏；协助肘关节屈曲。

弱征：放松时手位于桡侧外展位，腕屈曲无力。

测试

位置：将患者前臂旋后，腕关节屈曲和尺偏。

固定：患者的前臂。

测试接触：小鱼际。

患者：用力进行腕关节屈曲和尺偏。

测试者：保持向患者腕关节的桡偏和伸展方向施加阻力，与患者动作对抗。

测试中的错误和注意事项：缺乏稳定性。

肌筋膜综合征

拉伸测试：肘部被支撑和伸展，腕关节伸展并桡偏。

PIR：如上所述，从拉伸位置，患者向腕关节屈曲和尺偏方向轻微收缩，在放松阶段向伸展和桡偏方向的轻轻拉伸。

典型相关疾病

肱骨尺侧出现类似"肱骨内上髁病变"的症状。

卡压点：C8 神经根病变（C7 / C8 椎间孔），胸廓出口综合征，尺神经沟综合征。

运动神经支配：尺神经（C7、C8、T1）

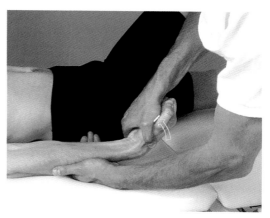

图 2.198 桡侧腕屈肌和尺侧腕屈肌综合测试：无桡偏或尺偏的情况下屈曲腕关节

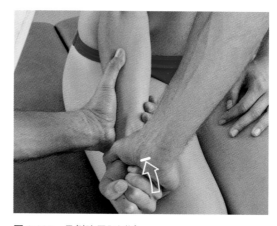

图 2.199 尺侧腕屈肌测试

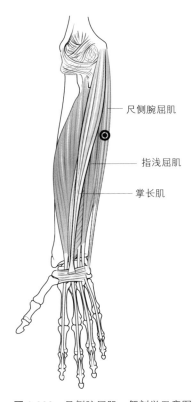

尺侧腕屈肌

指浅屈肌

掌长肌

图 2.200　尺侧腕屈肌，解剖学示意图

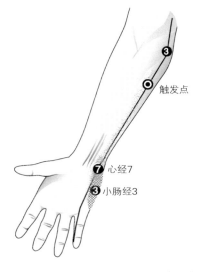

触发点

心经7

小肠经3

图 2.202　尺侧腕屈肌，触发点及牵涉痛

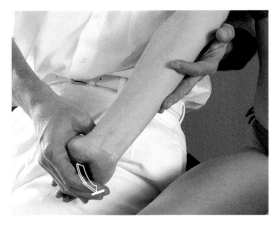

图 2.201　尺侧腕屈肌，拉伸和等长收缩后放松（PIR）

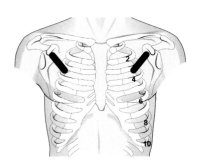

图 2.203　尺侧腕屈肌，神经淋巴反射点（NL）前侧

小指屈肌

解剖学

起点：钩骨钩和屈肌支持带。

走行：与小指展肌平行，小指对掌肌浅层。

止点：在小指近节指骨底。

功能

屈曲小指近节指骨。协助小指对掌。

弱征：小指抗阻无力。

测试

位置：伸展小指同时屈曲掌指关节。

固定：从背侧固定第 5 掌骨。

测试接触：小指近节指骨头掌侧。

患者：将伸展的小指向屈曲方向用力。

测试者：保持向伸展方向与患者对抗。

测试中的错误和注意事项：测试中的阻力过大。

肌筋膜综合征

拉伸测试：过度拉伸小指会导致肌筋膜综合征的牵涉痛。

PIR：从拉伸位置开始，患者在屈曲方向上以最小的力屈曲，在放松阶段稍微拉伸。

典型相关疾病

腕部区域的尺神经腕背支卡压综合征，小指屈肌也可作为 C7 / T1 椎间孔（C8 神经根）病变的指征肌。

卡压点：胸廓出口综合征、尺神经沟综合征、尺管综合征（豌豆骨 – 钩骨综合征）。

运动神经支配：尺神经（C8、T1）

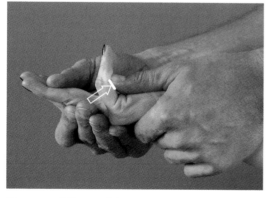

图 2.204　小指屈肌测试

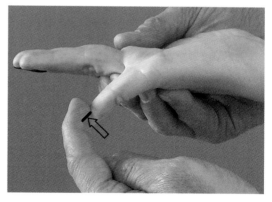

图 2.205　小指屈肌，等长收缩后放松（PIR），收缩期

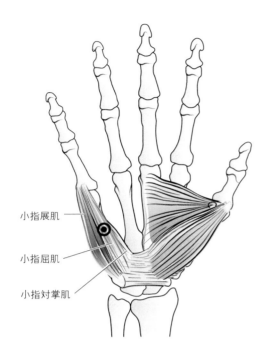

小指展肌

小指屈肌

小指对掌肌

图 2.206　小指屈肌，解剖学示意图

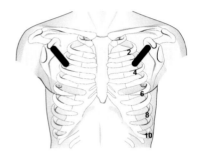

图 2.207　小指屈肌，神经淋巴反射点（NL）前侧

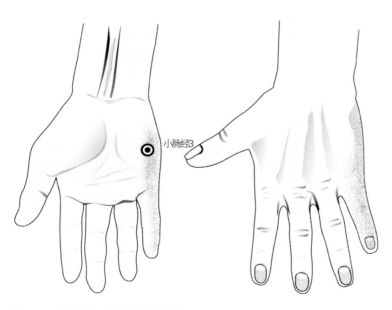

小肠经3

图 2.208　小指屈肌，触发点及牵涉痛

趾短屈肌

解剖学

起点：跟骨结节的内侧突，足底腱膜的中间部分和邻近的肌间隔。

走行：是最浅层的足底肌肉。

止点：在第 2~5 趾的中节趾骨底。

功能

屈曲第 2~5 趾的中节趾骨并可协助近节趾骨的屈曲。

弱征：纵弓支撑不良，锤状趾。

测试

位置：第 2~5 趾屈曲。

固定：跖骨。

测试接触：第 2~5 趾的中节趾骨的足底面。

患者：用全力屈曲脚趾。

测试者：保持向脚趾伸展方向施加力与患者对抗。

在趾短屈肌正常，趾长屈肌无力的情况下，会出现中节趾骨屈曲，远节趾骨保持伸展的情况。

测试中的错误和注意事项：缺乏与趾长屈肌的鉴别。

肌筋膜综合征

拉伸测试：握住远节趾骨，使足趾最大限度地向背侧伸展。然后远节趾骨跖屈以放松趾长屈肌。

PIR：从拉伸位置开始，要求患者轻微用力屈曲以抵抗测试者的阻力，在放松阶段向伸展方向上稍微拉伸。

典型相关疾病

由跟腱缩短和足底筋膜张力增加引起的"足底筋膜炎"，通常与足底内侧区域肌肉的触发点相关。这种情况也可能是由于鞋底过硬而限制了足趾的活动。后跗管综合征表现出锤状趾。

卡压点：后跗管综合征（又称踝管综合征），可能是由比目鱼肌区域的胫神经受压迫引起。

运动神经支配：足底内侧神经〔（L5）、S1〕
营养关系：后跗管综合征中的磷酸酶

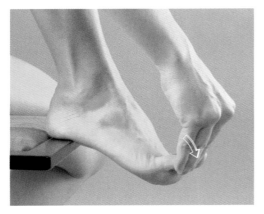

图 2.209　趾短屈肌的等长收缩后放松（PIR），自主治疗，收缩期

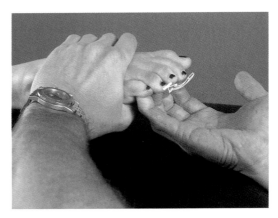

图 2.211　趾短屈肌测试

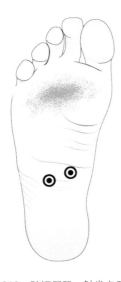

图 2.210　趾短屈肌，触发点及牵涉痛

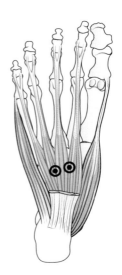

图 2.212　趾短屈肌，解剖学示意图

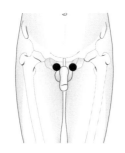

图 2.213　趾短屈肌，神经淋巴反射点（NL）前侧

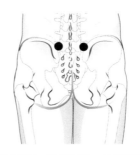

图 2.214　趾短屈肌，神经淋巴反射点（NL）后侧

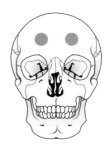

图 2.215　趾短屈肌，神经血管反射点（NV）

趾长屈肌

解剖学

起点：位于胫骨后表面，比目鱼肌起点远端。

走行：在比目鱼肌深层。

止点：在第 2~5 趾的末节趾骨底。

功能

第 2~5 末节趾骨的屈曲，并参与近节趾骨的屈曲。

有助于足部和内侧纵弓的稳定，即协助足跖屈和内翻。

在步行周期的支撑相起作用，有助于在站立时保持平衡。

弱征：纵弓支撑不良。

测试

位置：足趾屈曲。

固定：第 2~5 趾的中节趾骨。

测试接触：第 2~5 趾的末节趾骨。

患者：充分用力屈曲足趾。

测试者：保持向足趾伸展方向施加阻力与患者对抗。

测试中的错误和注意事项：缺乏与趾短屈肌的鉴别。

肌筋膜综合征

拉伸测试：足趾背伸和外翻。测试者握住患者远节趾骨，使足趾最大限度地向背侧伸展。

PIR：从背侧伸展位置开始，要求患者轻微用力跖屈以抵抗测试者施加的阻力，在放松阶段，测试者向背侧伸展方向上稍微拉伸。

典型相关疾病

后跗管综合征表现出的锤状趾。趾长屈肌无损伤，趾短屈肌无力。

卡压点：S1 神经根病变（L5 / S1 椎间孔），梨状肌综合征。

> **运动神经支配**：胫神经（L5、S1）
> **营养关系**：跗管综合征中的磷酸酶。
> **脊源性反射 – 支配**：L3~L5

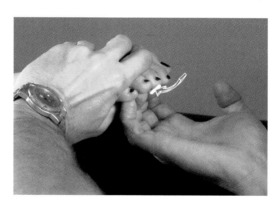

图 2.216 趾长屈肌测试

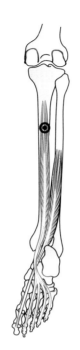

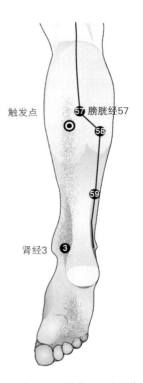

触发点

57 膀胱经57

58

59

肾经3　3

图 2.217　趾长屈肌，解剖学示意图

图 2.218　趾长屈肌，触发点及疼痛传导

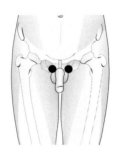

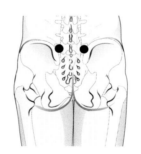

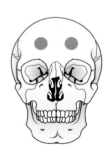

图 2.219　趾长屈肌，神经淋巴反射点（NL）前侧

图 2.220　趾长屈肌，神经淋巴反射点（NL）后侧

图 2.221　趾长屈肌，神经血管反射点（NV）

指深屈肌

解剖学

起点：尺骨内侧和掌侧面的近端 3/4，骨间膜和前臂筋膜。

走行：位于前臂掌侧肌肉组织的第 3 层。指深屈肌的肌腱穿过指浅屈肌的肌腱间隙。

止点：分 4 个肌腱分别进入第 2~5 指并止于第 2~5 指远节指骨底。

功能

屈曲第 2~5 指的远节指骨，协助中节和近节指骨的屈曲。并参与腕关节屈曲。

弱征：是唯一能屈曲远端指骨间关节的肌肉，肌力不足会表现出无法抓住小物体。

测试

位置：待测手指的近节和中节指骨尽可能放在伸展位。

固定：从掌侧到背侧。

测试接触：远节指骨的掌侧。

患者：屈曲手指的远节指骨。

测试者：保持向手指伸展方向力与患者对抗。

测试中的错误和预防措施：应用的测试力量应量化，避免触发特定部位的疼痛。

肌筋膜综合征

拉伸测试（以及指浅屈肌）：将肘关节略微屈曲以移除腕屈肌的影响。腕关节和手指最大限度地伸展。

PIR：从拉伸位置开始，患者手指在屈曲方向上轻轻收缩，在放松阶段被稍微地拉伸。

卡压因素：根据 Travell 和 Simons（1983）的观点，指浅屈肌和指深屈肌区域的张力增加可能会导致尺神经出现卡压。

典型相关疾病

卡压点：C8 神经根病变（C7 / T1 椎间孔）。胸廓出口狭窄，尺神经沟综合征（尺神经，第 4 指和第 5 指）；旋前圆肌综合征（正中神经，第 2 指和第 3 指）。

运动神经支配
· 第 2、3 指：正中神经（C7、C8、T1）
· 第 4、5 指：尺神经（C7、C8、T1）

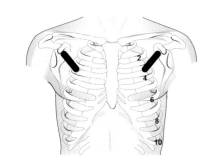

图 2.222　指深屈肌，神经淋巴反射点（NL）前侧

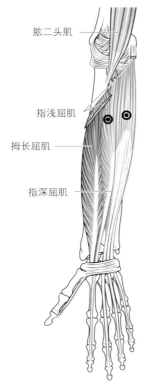

肱二头肌

指浅屈肌

拇长屈肌

指深屈肌

图 2.223 指深屈肌，解剖学示意图

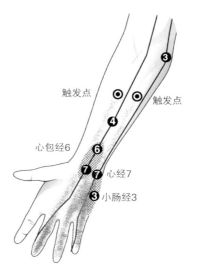

触发点

触发点

心包经6

心经7

小肠经3

图 2.225 指深屈肌，触发点及牵涉痛

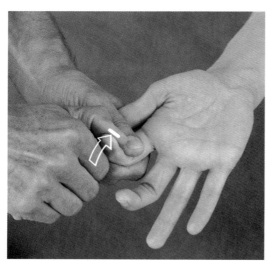

图 2.224 指深屈肌单根手指的测试

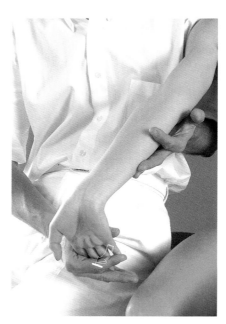

图 2.226 指深屈肌拉伸测试和等长收缩后放松（PIR）

指浅屈肌

解剖学
起点

肱骨侧头：肱骨内上髁，尺侧副韧带和前臂筋膜。

尺骨侧头：尺骨冠突的内侧。

桡骨侧头：在桡骨掌侧面的旋前圆肌下方。

走行：位于前臂掌侧的第 2 层，即指深屈肌和拇长屈肌（第 3 层）之间的扁平面，上方覆盖着浅层屈肌（肱桡肌、桡侧腕屈肌、掌长肌）。

止点：分 4 个肌腱进入第 2~5 指并止于第 2~5 指中节指骨侧面。

功能
屈曲第 2~5 指的近端指骨间关节。协助掌指关节和腕关节屈曲，以及微弱屈曲肘关节的功能。

弱征：不能握紧拳头。由于近端指骨间关节伸展、远端指间关节屈曲而活动受限（影响打字、弹钢琴）。

肌筋膜综合征
拉伸测试：将肘关节略微屈曲以减少或消除腕屈肌的影响，握住中节指骨以使腕关节和手指伸展。远节指骨略微弯曲。

PIR：从拉伸位置开始，患者向中节指骨的屈曲方向上施加轻微的收缩力，而放松阶段相应地拉伸。

卡压因素：指浅屈肌近端部分的张力过高可引起尺神经卡压综合征。

典型相关疾病
该肌肉的测试对诊断腕管近端正中神经卡压综合征具有重要意义。

卡压点：该肌肉是 C8 神经根的指征肌（椎间孔 C7 / C8）。胸廓出口综合征、旋前圆肌综合征。

测试
位置：被测手指的近节指骨处于中立位。

固定：手和手指近节指骨。

测试接触：从掌侧接触到待测手指中节指骨。

患者：屈曲近端指骨间关节。

测试者：保持与患者对抗。

测试中的错误和注意事项：手和近节指骨的固定不足。必须避免触发指骨间关节区域的疼痛。

运动神经支配：正中神经（C7、C8、T1）

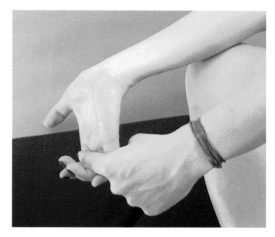

图 2.227　指浅屈肌的等长收缩后放松（PIR），自主训练

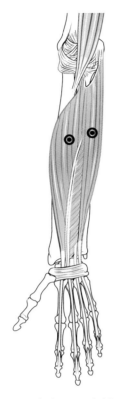

图 2.228　指浅屈肌，解剖学示意图

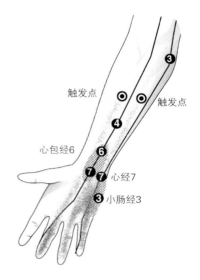

图 2.230　指浅屈肌，触发点及牵涉痛

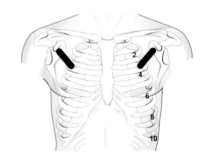

图 2.231　指浅屈肌，神经淋巴反射点（NL）前侧

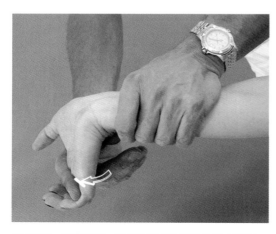

图 2.229　指浅屈肌，拉伸和等长收缩后放松（PIR）

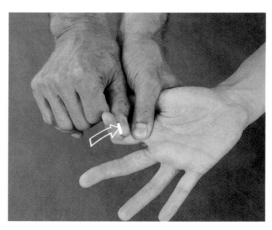

图 2.232　指浅屈肌的测试

踇短屈肌

解剖学

起点：第 1~3 楔骨，跟骰足底韧带和胫骨后肌腱。

走行：足底肌肉组织的浅层。

止点：踇趾近节趾骨底的内侧和外侧。

功能

屈曲踇趾。

弱征：踇趾锤状趾样表现，足纵弓稳定性降低。

测试

位置：踇趾屈曲。

固定：前足，特别是第 1 跖骨。

测试接触：从足底接触踇趾近节趾骨。

患者：屈曲踇趾。

测试者：将踇趾跖趾关节向背伸方向施加阻力。

肌筋膜综合征

拉伸测试：踇趾跖趾关节进行最大伸展，同时保持前足跖屈。发生典型疼痛时，可能触发抽搐。

PIR：从拉伸位置开始，要求患者稍微屈曲踇趾与测试者对抗。在放松阶段，进行轻微拉伸。

典型相关疾病

后跗管综合征导致该肌肉无力。站立时可以发现隐藏的肌肉弱征，例如，由于后跗管区域中的胫神经受压而发生无力引起胫骨后部的功能障碍情况，从而表现为踝关节内侧的稳定性缺乏。深层足内在肌（包括踇短屈肌）区域中的触发点，在步行较短或较长的距离后可能引起前足疼痛，可表现为麻木和（或）肿胀和痉挛感。由于受到步行中的生物力学相应干扰，可能会发生膝关节、臀部、骨盆和脊柱上行区域的功能障碍。

卡压点：后跗管综合征和近端梨状肌综合征，S1 神经根病变（椎间孔 L5 / S1）。

运动神经支配：足底内侧神经〔（L5）、S1~S3〕

营养关系：跗管综合征中的磷酸酶

脊源性反射－支配：L1

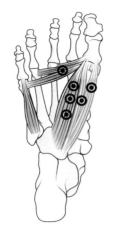

图 2.233 跨短屈肌，解剖学示意图

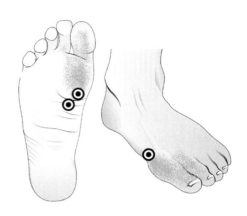

图 2.235 跨短屈肌，触发点及牵涉痛

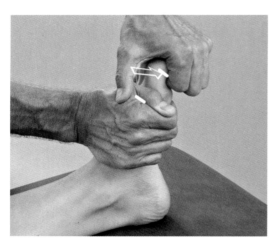

图 2.234 跨短屈肌测试

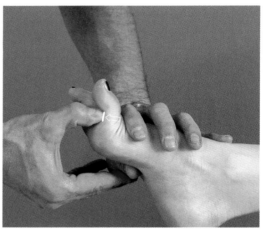

图 2.236 跨短屈肌的等长收缩后放松（PIR），收缩期

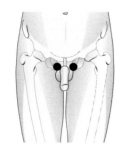

图 2.237 跨短屈肌，神经淋巴反射点（NL）前侧

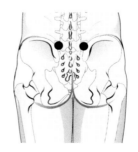

图 2.238 跨短屈肌，神经淋巴反射点（NL）后侧

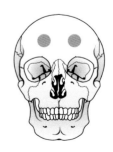

图 2.239 跨短屈肌，神经血管反射点（NV）

跗长屈肌

解剖学

起点：腓骨远端 2/3 的背面，骨间膜和后部肌间隔。

走行：与趾长屈肌形成小腿背侧最深的肌肉层。肌腱与趾长屈肌和胫骨后肌的肌腱，以及胫神经、胫后动脉、胫后静脉一起穿过由跟骨、距骨和屈肌支持带形成的后跗管。

止点：跗趾远节趾骨底。

功能

跗趾屈曲。协助足跖屈和内翻。

弱征：步态模式紊乱（足部滚动时无跗趾蹬离）。

测试

位置：患者足处于中立位。将跗趾近节趾骨固定在稍微伸展的位置。

固定：前足和跗趾近节趾骨。

测试接触：跗趾远节趾骨的底部。

患者：屈曲跗趾。

测试者：将跗趾远节趾骨向伸展方向施加阻力。

该测试应站立时进行，因为它可以探查通过跗管的胫骨后肌稳定性不足引起的隐藏的功能障碍。

测试中的错误和注意事项：跗趾近节趾骨固定不足。跖趾关节压力过大。

肌筋膜综合征

拉伸测试：自跗趾远节趾骨将足背伸和外翻。然而，该动作会使小腿肌肉区域和趾长屈肌区域中的任何现有触发点都被激活。

PIR：从拉伸位置开始，患者轻轻收缩跗长屈肌以屈曲跗趾远端趾骨间关节，而不是近端趾骨间关节和踝关节。必须严格地指示患者这一点。在放松阶段，操作者略微拉伸。

典型相关疾病

后跗管综合征，其中跗长屈肌具有正常功能并且远节趾骨保持在屈曲位置，而近节趾骨是由于跗管远端神经支配的跗短屈肌无力而处于相对伸展位置（锤状趾）。

跗长屈肌可作为 L5 / S1 椎间盘滑脱和突出的指征肌。无论是功能性无力，还是通过对腰骶连结的激惹去判断症状的变化情况，跗长屈肌都比腓肠肌更适合作为指征肌。在有明显神经根症状时，跗长屈肌首先出现无力（足趾站立功能障碍）。

卡压点：S1 神经根病变（椎间孔 L5 / S1，Walther，2000），梨状肌综合征。

运动神经支配：胫神经（L5、S1、S 2）
脊源性反射 - 支配：L3、L4

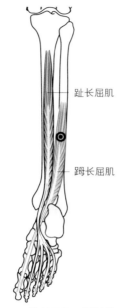

图 2.240 蹑长屈肌，解剖学示意图

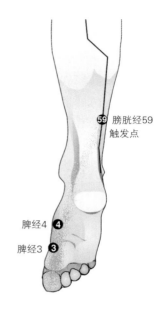

图 2.242 蹑长屈肌，触发点及牵涉痛

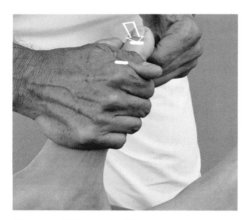

图 2.241 蹑长屈肌的测试

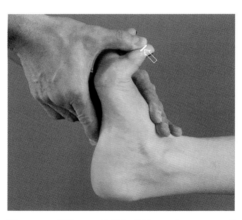

图 2.243 蹑长屈肌的等长收缩后放松（PIR），收缩期

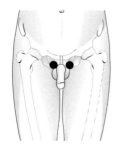

图 2.244 蹑长屈肌，神经淋巴反射点（NL）前侧

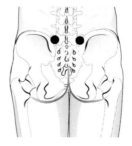

图 2.245 蹑长屈肌，神经淋巴反射点（NL）后侧

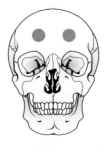

图 2.246 蹑长屈肌，神经血管反射点（NV）

拇短屈肌

解剖学

起点

浅头：屈肌支持带，大多角骨。

深头：大多角骨和头状骨。

走行：与拇对掌肌平行。

止点：拇指近节指骨底的桡侧。

功能

屈曲拇指近节指骨，参与拇指的对掌，对掌：拇指垂直于手掌面时屈曲第 1 掌骨，注意并不是内收。

弱征：难以握住书写工具。

测试

位置：拇指处于屈曲位置：第 1 掌骨保持在手掌平面上，拇指向手掌方向弯曲。

固定：第 1 掌骨。

测试接触：拇指近节指骨底部的尺侧和掌侧。

患者：拇指向手掌方向屈曲。

测试者：保持向患者拇指伸展方向施加阻力，与患者对抗。

测试中的错误和注意事项：在测试过程中，必须仔细区分拇对掌肌和拇短屈肌，前者的测试接触部位为第 1 掌骨头，并且治疗师用手固定在患者第 2~5 掌骨区域。在拇短屈肌中，固定在第 1 掌骨，并且测试压力施加在拇指的近节指骨上。

肌筋膜综合征

拉伸测试：拇指伸展。

PIR：从拉伸位置开始，患者在拇指屈曲方向上略微收缩，在放松阶段进行轻微的拉伸。

典型相关疾病

"扳机指"是指只有在外力辅助下才能伸展拇指，这与拇短屈肌的触发点相关，其阻碍了拇长屈肌腱的滑动。

卡压点：由于受正中神经和尺神经（浅头和深头）双重神经支配，卡压引起的功能障碍很少见。

运动神经支配
- 浅头：正中神经（C6、C7）
- 深头：尺神经（C8）

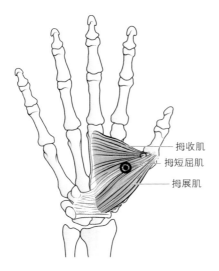

图 2.247　拇短屈肌，解剖学示意图

拇收肌
拇短屈肌
拇展肌

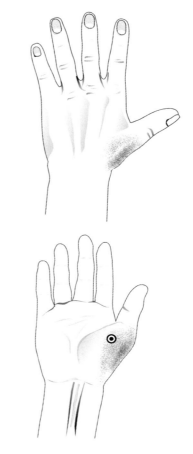

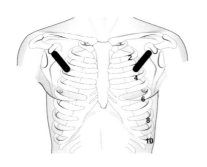

图 2.248　拇短屈肌，神经淋巴反射点（NL）前侧

图 2.250　拇短屈肌，触发点及牵涉痛

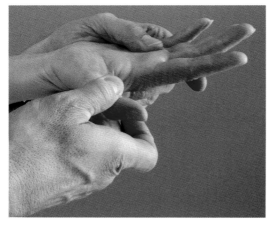

图 2.249　拇短屈肌拉伸和等长收缩后放松（PIR）

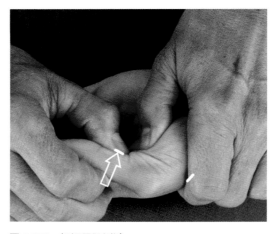

图 2.251　拇短屈肌测试

拇长屈肌

解剖学
起点：桡骨的前表面，桡骨粗隆远端；来自骨间膜和尺骨冠突的内侧缘和（或）肱骨内上髁。

走行：属于前臂的深层肌肉。

止点：在拇指远节指骨底的掌面。

功能
屈曲拇指远节指骨。协助拇指掌指关节和指骨间关节的屈曲。

屈曲在这里意味着拇指近节指骨和末节指骨向尺侧和掌面方向移动。

弱征：拇指远端指骨间关节屈曲的能力降低，难以握住书写工具。

测试
位置：拇指远节指骨的屈曲。

固定：第 1 掌骨和拇指近节指骨。

测试接触：拇指远节指骨的掌侧。

患者：向屈曲方向用力（垂直于手掌平面）。

测试者：将拇指远节指骨从掌侧向伸展方向施加力。

测试中的错误和注意事项：如上所述，固定不足。向掌背侧施加力过大时，引发疼痛。

肌筋膜综合征
拉伸测试：拇指的远端指骨间关节处在伸展位。

PIR：从拉伸位置开始，患者拇指在屈曲方向上略微收缩，在放松阶段轻微地拉伸。

典型相关疾病
此肌肉受到腕管近端正中神经的支配，因此可用于正中神经卡压综合征的鉴别诊断。"扳机指"见拇短屈肌内容。

运动神经支配：正中神经（C7、C8）

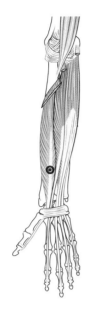

图 2.252　拇长屈肌，解剖学示意图

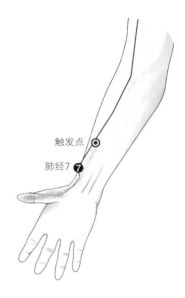

图 2.255　拇长屈肌，触发点及牵涉痛

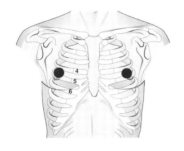

图 2.253　拇长屈肌，神经淋巴反射点（NL）前侧

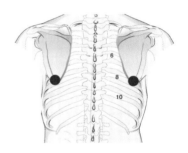

图 2.256　拇长屈肌，神经淋巴反射点（NL）后侧

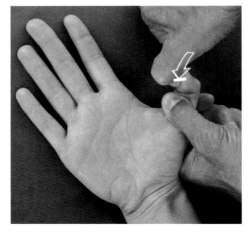

图 2.254　拇长屈肌的测试

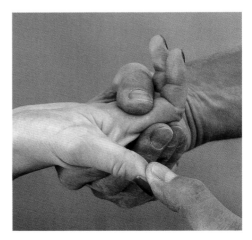

图 2.257　等长收缩后放松（PIR）

腓肠肌

解剖学

起点

内侧头：股骨内上髁。

外侧头：股骨外上髁。

走行：两个头部都汇合至跟腱上端，内侧头进一步向尾侧延伸。

止点：跟骨结节。

功能

足的跖屈，膝关节屈曲。

弱征：站立时膝关节过度伸展，足趾蹬地走路不稳。

测试

位置：患者仰卧或俯卧。膝关节伸展，足跖屈。

测试接触：用一只手抓住患者的跟骨，另一只手抓住前足的足底。

患者：将前足向足底压（跖屈）。

测试者：将足跟拉向尾侧的同时将前足压向颅侧（背伸）。

在该测试中，腓肠肌不能从比目鱼肌中分离。

依据 Leaf（1996）的经典测试是在足跖屈时进行的检查。由于测试力臂杠杆太短不能对抗非常强壮的腓肠肌，只能测试出与足趾站立障碍同样的肌力不足情况。

依据 Beardall（1985）的测试

测试膝关节的屈曲力量，然而由于强壮腘绳肌的协同作用使其变得复杂。

位置：患者仰卧，髋和膝屈曲 35°~45°。

固定：膝关节前侧区域。

测试接触：轻触跟骨。

患者：用全力将足跟拉向臀部。

测试者：向患者膝关节伸展方向持续施加力，与患者对抗。必须保持严格的水平矢量（平行于床平面）。

外侧头：为了测试腓肠肌的外侧头，胫骨向外旋转，足外翻。

内侧头：为了测试内侧头，胫骨向内旋转，足内翻。

测试中的错误和注意事项：测试中腘绳肌无力易被误认为腓肠肌无力。必须严格遵守水平测试矢量。测试期间不应因治疗师接触而触发疼痛。

运动神经支配：胫神经（L4、L5、S1、S2）

肋泵区：ICR，肋横突关节（第 6、7 肋）

器官关系：肾上腺

经络关系：心包经（循环 – 性征）

营养关系：肾上腺酶辅助因子（维生素 B_2、维生素 B_5、维生素 B_6、维生素 B_9、维生素 B_{12}、维生素 C）、酪氨酸

脊源性反射 – 支配

· 内侧头：L1 和 L2

· 外侧头：L2

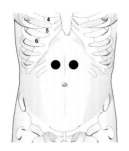

图 2.258　腓肠肌，神经淋巴反射点（NL）前侧

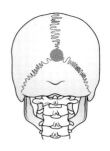

图 2.261　腓肠肌，神经血管反射点（NV）

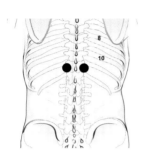

图 2.259　腓肠肌，神经淋巴反射点（NL）后侧

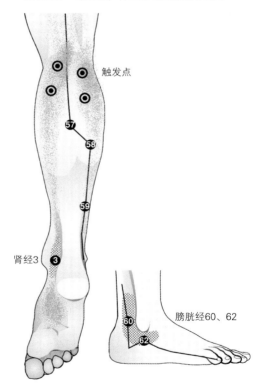

图 2.262　腓肠肌，触发点及牵涉痛

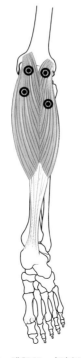

图 2.260　腓肠肌，解剖学示意图

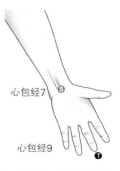

图 2.263　腓肠肌，引流点（S），导入点（T）

肌筋膜综合征

拉伸测试： 患者仰卧，膝关节完全伸展。足背伸，同时前足向颅侧、足跟向尾侧移动。任何小于 10° 的背伸都表明腓肠肌和（或）比目鱼肌缩短。

通常与比目鱼肌相关的缩短，可通过膝关节屈曲和重复踝背伸测试进行鉴别诊断。膝关节屈曲可放松腓肠肌。

PIR： 从上述拉伸位开始，患者在跖屈方向上略微收缩，而放松阶段向背伸方向上轻微拉伸。

典型相关疾病

腓肠肌高张状态和缩短都相关性，这会导致胫骨前肌和趾长伸肌受到抑制，进而导致扁平足和足跟骨赘。病因也可以反转：前侧肌群的抑制导致腓肠肌的反应性收缩。

卡压点： S1 神经根（椎间孔 L5 / S1）病变导致。腓肠肌（以及跨长屈肌、腓骨长肌和短肌）无力（Patten，1998；Walther，2000）。

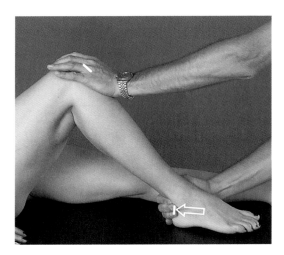

图 2.264   腓肠肌测试（两个头）

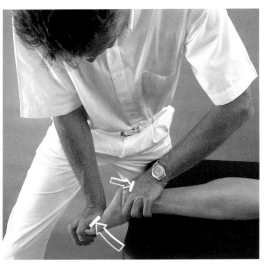

图 2.267   根据 Leaf（1996）的腓肠肌测试

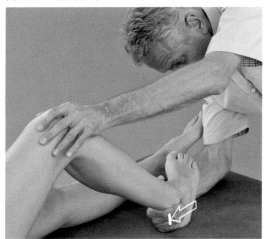

图 2.265   腓肠肌内侧头测试

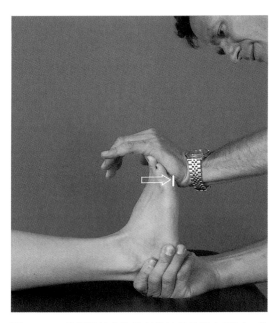

图 2.268   腓肠肌拉伸和等长收缩后放松（PIR），收缩期

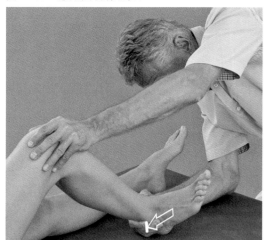

图 2.266   腓肠肌外侧头测试

臀大肌

解剖学

起点：髂骨后表面的臀后线、胸腰筋膜、骶骨和尾骨外缘以及骶结节韧带。

走行：斜向外下聚集。

止点：下 1/3 部至股骨的臀肌粗隆。上 2/3 部延伸至阔筋膜张肌的髂胫束，该髂胫束连接到胫骨。

功能

股骨的伸展和外旋，以及在股骨固定时使骨盆后倾。上部纤维参与股骨的外展。伸展作用发生在迈大步和爬楼梯时。肌肉也参与膝外侧的稳定（通过髂胫束）。对骶髂关节的稳定具有重要的临床意义。

弱征：可见萎缩。表现为坐位站起困难。可见髂骨旋前伴高位髋，膝关节外侧不稳（膝内翻）。

测试

位置：患者俯卧位，膝关节屈曲大于 90°，从而在测试中移除腘绳肌的协同作用。股骨最大限度地伸展，直到骨盆快要从床面抬起。

固定：根据情况，需要稳定骨盆以防止出现骨盆旋转或膝关节屈曲。

测试接触：大腿远端，腘窝的近端

患者：用最大力向上抬起大腿。

测试者：保持与患者动作对抗。

测试中的错误和注意事项：测试摆位不准。

肌筋膜综合征

拉伸测试：患者仰卧位，待测腿部的髋关节最大屈曲（膝关节屈曲）。对侧腿固定在床垫上。

PIR：从拉伸位开始，要求患者在呼气时保持以最小力伸展屈曲腿。在患者吸气期间，测试者稍微拉伸。

运动神经支配：臀下神经（L5、S1、S2）
内脏体壁反射（TS 线）：L3
肋泵区：ICR，肋横突关节（第 7、10 肋）
器官关系：性腺
经络关系：心包经（循环 – 性征）
营养关系：维生素 A、维生素 B$_3$、维生素 C、维生素 E、多不饱和脂肪酸、硒、锌、镁
脊源性反射 – 支配：T5~T12、L1~L5、S1~S3

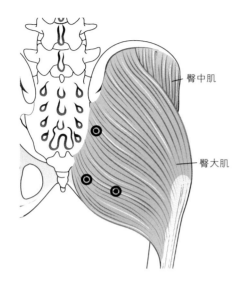

图 2.269　臀大肌，解剖学示意图

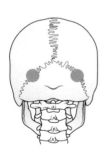

图 2.270　臀大肌，神经血管反射点（NV）

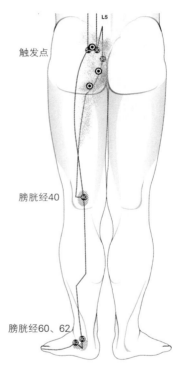

图 2.271　臀大肌，触发点和远端有效穴位

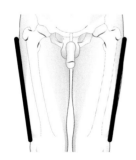

图 2.272　臀大肌，神经淋巴
反射点（NL）前侧

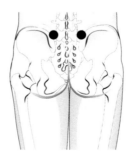

图 2.273　臀大肌，神经淋巴
反射点（NL）后侧

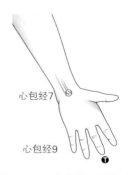

图 2.274　臀大肌，引流点
（S），导入点（T）

典型相关疾病

在颈椎活动受限时时，臀大肌双侧功能性无力伴腰椎过度前凸和小关节受压。

在功能性无力的情况下，无法通过髂胫束稳定膝外侧，以及无法稳定骶髂关节。

此外，骶髂关节不稳定与臀大肌功能障碍有关。臀大肌的抑制可能导致梨状肌张力过高以及过劳 – 抗过劳性损伤，进而导致梨状肌综合征。因此，骶髂关节的伪神经根性症状可能混有神经根性症状。

在梨状肌抑制初期，病变链可被逆转。

由于脊源性反射的关系可导致复杂的疼痛模式，可以使用肌动学诊断工具进行鉴别诊断和分析。

卡压点：可能是由梨状肌的高张性，这导致了梨状肌下孔区域（臀下神经通道）出现卡压。另一方面，臀大肌的功能障碍可能再次导致梨状肌综合征（刺激坐骨神经）中梨状肌的高张性。因此，臀大肌和梨状肌的失衡可以相互影响。

该肌肉是 S1 神经根综合征的指征肌。

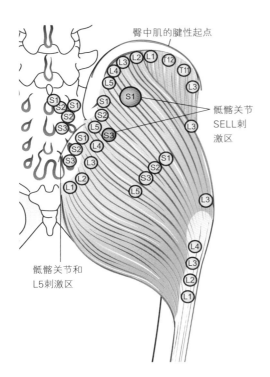

图 2.275 臀大肌和臀中肌脊源性反射区（引自 Dvoràk und Dvoràk u. Sutte，1991）

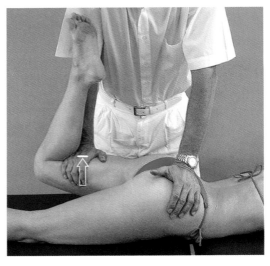

图 2.276 臀大肌测试

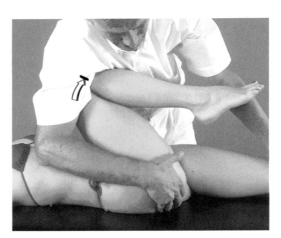

图 2.277 仰卧位臀大肌拉伸测试和等长收缩后放松（PIR）

臀中肌

解剖学

起点： 髂骨翼外面（髂嵴的前 3/4）。

走行： 从颅侧向尾侧汇集。背侧束纤维包绕在腹侧纤维束下。背侧束纤维被臀大肌覆盖，腹侧纤维束被阔筋膜张肌覆盖。在其下面一层是臀小肌，因此测试时不可避免涉及臀小肌。

止点： 股骨大转子侧面。

功能

所有纤维一起收缩外展大腿。在腿固定的情况下，所有纤维一起收缩使骨盆向同侧倾斜。前部纤维使髋关节屈曲和内旋，后部纤维则使髋关节伸展和外旋。

弱征： 站立时高位髋，骨盆旋转，行走时骨盆过度旋转（蹒跚步态）。

测试

位置： 患者仰卧位。待测试腿伸直，并使其放置在外展 45°，伸展约 20° 置于床边。为了尽可能消除阔筋膜张肌的协同影响，将腿保持在外旋位。

固定： 对侧腿。

测试接触： 小腿远端。

患者： 用力将腿向外、向斜下打开。

测试者： 向患者腿内收和轻微屈曲的方向持续施加力，与患者动作对抗。

根据 Kendall（1983）的测试

位置： 侧卧位，测试腿在上。腿部完全外展（最大 45°）并轻微外旋，膝关节保持完全伸展。

固定： 对侧腿固定在膝屈曲位。骨盆必须由测试者严格固定在中立位。

患者： 用尽全力将腿部向上抬。

测试者： 用力保持与患者对抗，用力的矢量应对应足在外展方向上的运动弧轨迹的切线。

测试中的错误和注意事项： 对侧腿缺乏稳定性，测试腿内旋，髋关节屈曲，膝关节未完全伸展（所有这些因素，会出现阔筋膜张肌的募集）。

肌肉功能障碍可能仅在侧卧位测试中被发现。此外，应注意卡压点内容中的相关描述。

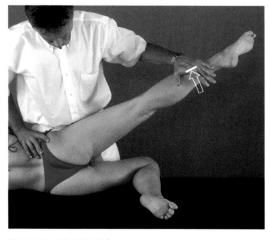

图 2.278　臀中肌测试

运动神经支配： 臀上神经（L4、L5、S1）
内脏腹壁反射（TS 线）： L5
肋泵区： ICR，肋横突关节（第 4、5、9、10 肋）
器官关系： 性腺、子宫、前列腺
经络关系： 心包经（循环 - 性征）
营养关系： 维生素 A、维生素 B₃、维生素 C、维生素 E，多不饱和脂肪酸、镁、硒、锌
脊源性反射 - 支配
前部纤维：胸椎
后部纤维：L1~L4

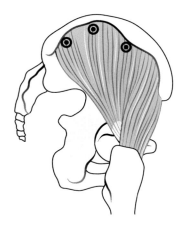

图 2.279　臀中肌，解剖学示意图

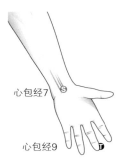

图 2.280　臀中肌，引流点（S），导入点（T）

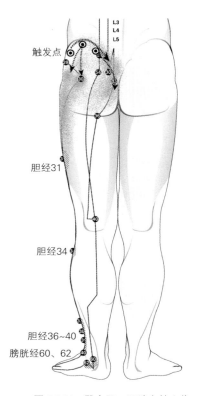

图 2.281　臀中肌，远端有效穴位

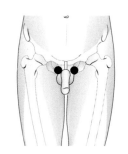

图 2.282　臀中肌，神经淋巴
反射点（NL）前侧

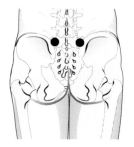

图 2.283　臀中肌，神经淋巴
反射点（NL）后侧

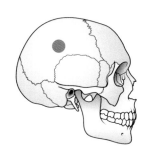

图 2.284　臀中肌，神经血管
反射点（NV）

肌筋膜综合征

拉伸测试： 患者侧卧位（类似进行骶髂关节手法操作），下方腿伸展，上半身向后旋转以固定。测试腿从治疗床边缘向身体前侧和向内侧移动。

PIR： 从拉伸位置开始，要求患者稍微抬起腿部抵抗自身重量。在放松阶段，利用腿的自身重量进行拉伸即可。

典型相关疾病

卡压点： 髂腰韧带综合征、梨状肌综合征、臀上神经卡压（L4~S1）。这会导致臀中肌功能障碍，通常只会在仰卧位测试中才会明显。而在仰卧位测试中，一般不会发现功能性无力（Leaf，1996）。

臀小肌

解剖学

起点： 以扇形起自臀前线和臀下线之间的髂骨翼外侧面。背侧纤维起自坐骨大切迹的边缘。

走行： 在臀中肌下方以扇形至大转子的前缘。

止点： 大转子和髋关节囊的前缘。

功能

股骨的外展和内旋，并协助髋关节屈曲。

测试和内脏体壁系统的 7 个因素

同臀中肌，徒手测试中很难将它与臀小肌区分开来。

肌筋膜综合征

拉伸测试，PIR： 同臀中肌。

> **运动神经支配：** 臀上神经（L4、L5、S1）
> **内脏体壁反射（TS 线）：** L5
> **肋泵区：** ICR，肋横突关节（第 4、5、9、10 肋）
> **器官关系：** 性腺、子宫、前列腺
> **经络关系：** 心包经（循环 – 性征）
> **营养关系：** 维生素 A、维生素 B$_3$、维生素 C、维生素 E，多不饱和脂肪酸、镁、硒、锌
> **脊源性反射 – 支配：** T4~T12

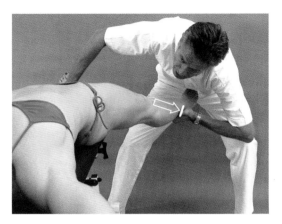

图 2.285　臀中肌测试

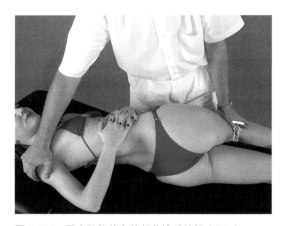

图 2.286　臀中肌拉伸和等长收缩后放松（PIR）

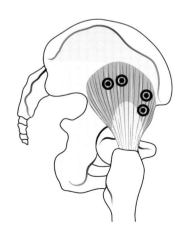

图 2.287　臀小肌，解剖学示意图

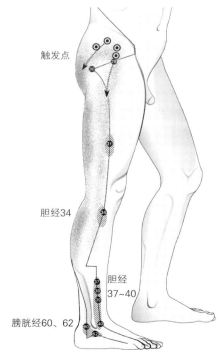

图 2.288　臀小肌，触发点和远端有效穴位

股薄肌

解剖学

起点：耻骨下支耻骨联合外侧。

止点：胫骨内侧表面，胫骨粗隆远端。肌腱止于鹅足腱上方缝匠肌的后面。

功能

髋关节的内收、内旋和屈曲，膝关节的屈曲，胫骨的内旋。

弱征：髂骨后侧、膝关节内侧稳定缺失（膝外翻），肌肉触诊时疼痛。

测试髋部的功能

位置：仰卧位。测试腿最大限度内旋（在冠状面处于中立位）。

固定：从内侧固定对侧腿。

测试接触：患者测试腿的内侧远端。

患者：用最大力将测试腿内收。

测试者：向患者髋关节外展方向持续施加力，与患者动作对抗。

测试膝功能

位置：俯卧位，支撑患者的股骨处于伸展、内旋和 30° 外展位。膝关节屈曲约 45°。

固定：根据需要在测试者的支撑腿上固定患者对侧骨盆或同侧膝关节。

测试接触：患者小腿的远端。

患者：向膝关节屈曲方向拉小腿。

测试者：沿膝关节伸展的运动弧线上的矢量方向上给予对抗。

测试中的错误和注意事项：在仰卧位时对侧腿缺乏固定。在俯卧位进行测试时，膝关节上方可能会由于压力产生疼痛，必须调整至最佳固定位置。

肌筋膜综合征

拉伸测试：在仰卧位，对侧腿固定，测试腿外展、外旋和稍微伸展。

PIR：从拉伸位置开始，要求在患者吸气时轻微内收腿，同时在呼气时稍微拉伸。

典型相关疾病

肾上腺功能障碍，髂骨后病变（骶髂关节病变），膝关节内侧稳定性缺乏伴疼痛。

卡压点：闭孔综合征（由于妊娠、创伤引起），当闭孔神经穿过闭孔肌时被卡压。

运动神经支配：闭孔神经（L2~L4）
内脏体壁反射（TS 线）：T9
肋泵区：ICR，肋横突关节（第 6、8 肋）
器官关系：肾上腺
经络关系：心包经（循环 – 生殖）
营养关系：维生素 B$_3$、维生素 B$_5$、维生素 B$_6$、维生素 B$_{12}$、叶酸、肾上腺素、人参提取物
脊源性反射 – 支配：L4

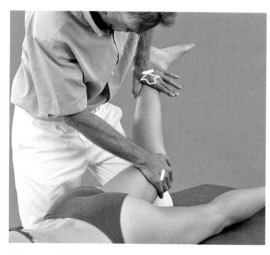

图 2.289　依据 Kendall 和 Goodheart 的股薄肌测试

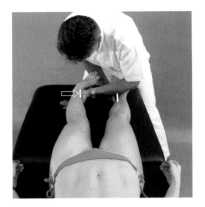

图 2.290　依据 Beardall 的股薄肌测试

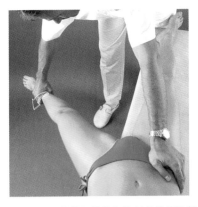

图 2.291　股薄肌拉伸和等长收缩后放松（PIR）

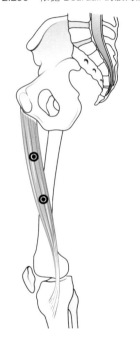

图 2.292　股薄肌，解剖学示意图

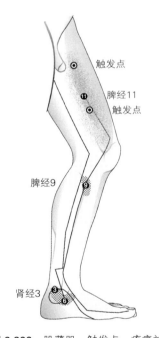

图 2.293　股薄肌，触发点，疼痛放射和远端有效穴位

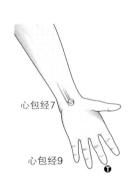

图 2.294　股薄肌，引流点（S），导入点（T）

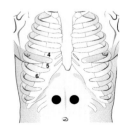

图 2.295　股薄肌，神经淋巴反射点（NL）前侧

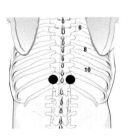

图 2.296　股薄肌，神经淋巴反射点（NL）后侧

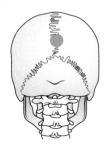

图 2.297　股薄肌，神经血管反射点（NV）

腘绳肌

解剖学

起点

半腱肌，半膜肌：坐骨结节。

股二头肌，长头：坐骨结节和骶结节韧带。

股二头肌，短头：股骨粗线的外侧唇。

止点

半膜肌：胫骨内侧髁上。垂直纤维通过腘肌到达比目鱼肌线。因此，1/3 纤维从后面加强了膝关节囊。

半腱肌：作为背侧最远端肌腱，与半膜肌、缝匠肌和股薄肌形成鹅足腱。鹅足腱附着于胫骨上端内侧面。

股二头肌：胫骨外侧髁，腓骨头。

功能

膝关节屈曲，髋关节伸展。腘绳肌有助于人体在行走时保持直立姿势。

内侧腘绳肌具有使髋关节和膝关节内旋功能，外侧腘绳肌则具有使髋关节和膝关节外旋功能。

弱征：内侧和外侧腘绳肌的失衡会导致股骨和胫骨的异常旋转。由于膝关节缺乏内侧或外侧稳定性（膝外翻或膝内翻），出现髋骨前旋，因此骨盆在弱的一侧相对较高。

测试

位置：膝关节屈曲至最大 60°，非常强壮的患者最多只能屈曲 45°。对于整体测试（内侧和外侧腘绳肌）保持内外旋转的 0° 位。

为了测试内侧腘绳肌，将大腿内旋 30°；而外旋 30° 可用以测试外侧腘绳肌。

固定：在不接触骶髂关节的情况下稳定骨盆，以避免不需要的治疗摆位。

替代的固定位置在患者腰部区域的肌腹上方或髂嵴上方，两者都会出现不需要的治疗摆位。

测试接触：与跟骨和跟腱轻微接触或略靠近近端。避免刺激肌腱附着点。

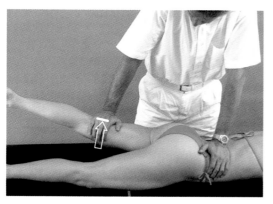

图 2.298　腘绳肌近端功能测试

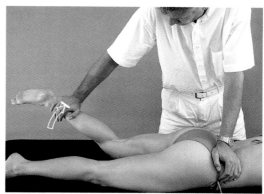

图 2.299　腘绳肌整体测试

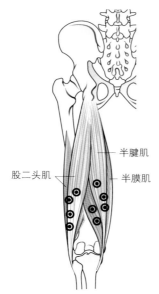

图 2.300 腘绳肌，解剖学示意图

半腱肌
股二头肌
半膜肌

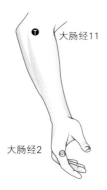

图 2.301 腘绳肌，引流点（S），导入点（T）

大肠经11
大肠经2

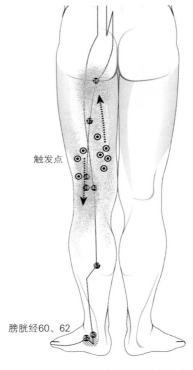

图 2.302 腘绳肌，触发点和远端有效穴位

触发点
膀胱经60、62

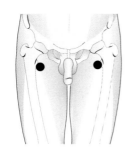

图 2.303 腘绳肌，神经淋巴反射点（NL）前侧

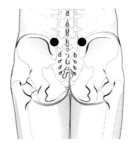

图 2.304 腘绳肌，神经淋巴反射点（NL）后侧

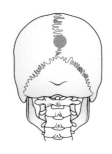

图 2.305 腘绳肌，神经血管反射点（NV）

患者： 将足跟用力向上抬。

测试者： 与屈膝时足跟运动的弧线矢量方向相反施加阻力。可以测试对髋部的影响，如图 2.298 所示。

测试中的错误和注意事项： 未能按照描述的测试矢量施力。患者应避免将骨盆从床面抬起，因为这可能导致募集其他肌肉。膝关节过度屈曲容易导致肌肉痉挛。

仰卧位测试： 患者髋关节屈曲约 45°，膝关节屈曲约 90°。

测试者用测试手与患者的跟腱充分接触，另一只手放在膝关节上。要求患者将足跟拉向臀部，测试者保持向患者膝关节伸展方向上与之对抗。为了将腘绳肌与腓肠肌的测试区分开，在尾侧和前侧方向的阻力矢量是必不可少的，因为这是同时测试髋关节伸展的唯一方法。

肌筋膜综合征

拉伸测试： 患者仰卧位，伸展侧腿向上抬起，如 Lasègue 测试。如果髋关节屈曲小于 80°（包括骨盆后旋 10°），则可以认为腘绳肌缩短。在腓肠肌有缩短和触发点的情况下，额外足背伸会使得在膝背侧和小腿出现紧张和疼痛。

沿臀部和腿背侧出现疼痛的症状与神经根综合征的刺激症状较难明显区分，但神经根性疼痛是远端较重。

最好的鉴别是选择检查触发点，然后应用触发点治疗或者腘绳肌的等长收缩后放松。之后，髋部可以获得更大的屈曲活动度，而在神经根刺激综合征中，放松措施并不能实现髋关节屈曲活动度的改善。

PIR： 从拉伸位置开始，要求患者在保持吸气的同时使腿在髋关节伸展方向上略微收缩，同时在保持呼气时轻轻地拉伸。

典型相关疾病

功能性无力反应常见于盆腔病变。膝关节不稳定时应检查腘绳肌是否存在功能障碍。双侧腘绳肌无力表示骶骨病变或骶尾部病变。

卡压点： S1 神经根综合征（L5 / S1 椎间孔）、梨状肌综合征、髂腰韧带综合征。

运动神经支配： 坐骨神经（L4、L5、S1、S2）
内脏体壁反射（TS 线）： L1
肋泵区： ICR，肋横突关节（第 10 肋）
器官关系： 直肠
经络关系： 大肠经
营养关系： 维生素 E、钙、镁、L- 谷氨酰胺
脊源性反射 – 支配
股二头肌：T12，L1
半膜肌：L5
半腱肌：S2

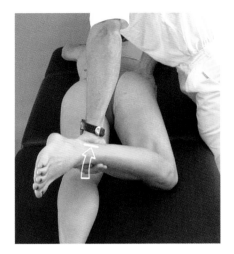

图 2.306   外侧腘绳肌测试

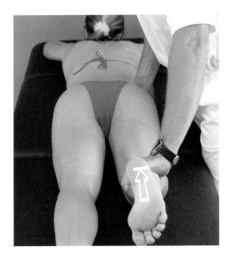

图 2.308   腘绳肌整体测试

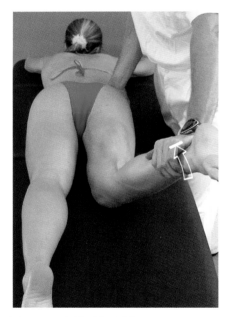

图 2.307   内侧腘绳肌测试

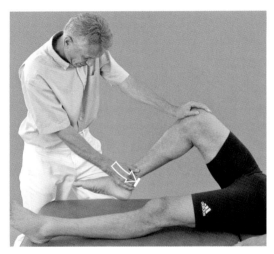

图 2.309   腘绳肌仰卧位测试

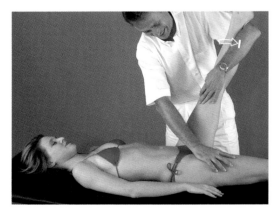

图 2.310   腘绳肌拉伸和等长收缩后放松（PIR）

髂肌

解剖学

起点：髂窝（骨盆内表面的颅侧 2/3），靠近骶髂关节、骶骨腹面，骶髂韧带、腰骶韧带和髂腰韧带。

走行：汇集在耻骨上支上。

止点：与腰大肌一起止于股骨小转子上。

功能

使股骨从中立位屈曲、内收和轻微外旋（Palastanga，Field et al，1989；Schiebler，Schmidt et al，1999）。大多数资料（Walther，2000；Travell und Simons，1992；u. a.）表明髂肌还存在轻微外旋股骨的作用。然而，由于髂肌附着在髋关节轴心的内侧，因此内旋作用更容易发生。从髋关节外展位置髂腰肌可使髋关节屈曲、外旋和内收。外展体位改变了髋关节的轴心与肌肉附着点之间的关系。站立（固定点是止点）：使骨盆前屈，从屈曲 30° 后屈曲效果变得越来越强（Travell und Simons，1992）。

弱征：髂骨后移（短腿），步幅短，在行走时小腿的"踢"很明显，由于功能正常的腹斜肌的激活，骨盆向无力的对侧旋转。

测试

位置：测试腿在膝关节伸展时，髋关节 45° 外展（尽可能），完全外旋和屈曲 60°~70°，这最初由测试者进行操作并保持。髋关节屈曲角度的增加可将髂肌测试与腰大肌的测试相区分。

固定：骨盆双侧。

测试接触：从内侧和腹侧接触小腿近端。

患者：将腿保持在测试位置，当测试者发出口令时，大腿用力进行屈曲和内收。

检查者：保持与患者对抗的矢量，将小腿向下和向外推。

测试中的错误和预防措施：髂肌和腰大肌测试之间的区别仅在测试期间通过增加的髋关节屈曲和外展角度来实现。为避免测试过程中的错误，在开始测试之前必须由测试者将患者腿放至测试位置并给予支撑。在某些情况下，有必要进行运动过程的"预演示"。

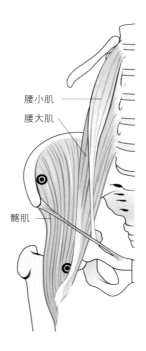

腰小肌

腰大肌

髂肌

图 2.311　髂肌，解剖学示意图

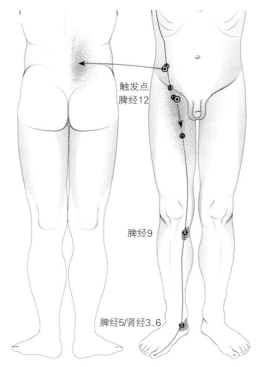

触发点
脾经12

脾经9

脾经5/肾经3、6

图 2.312　髂肌，触发点和远端有效穴位

肌筋膜综合征

拉伸测试： 腰大肌和髂肌的拉伸测试是相同的。患者躺在检查床的末端，测试者稳定患者的骨盆和腰椎，抓住患者膝关节，一侧腿髋关节屈曲，待测试腿的膝关节屈曲，利用自身重量伸展髋部。利用自重或轻微地再拉伸会导致拉伸处触发点的疼痛。

PIR： 从拉伸位置开始，患者稍微抬起大腿，膝关节屈曲、小腿自然下垂。如果膝关节伸直，那么股直肌的协同活动会过多。

在吸气期间，该位置保持约收缩 10 秒。在呼气期间，患者让腿部下垂利用自身重量进行拉伸。

典型相关疾病

缩短时髂骨旋前。

卡压因素： 张力和触发点可能导致腹股沟韧带和髂腰肌之间的卡压，出现股骨腹侧感觉异常（股外侧皮神经，感觉异常性股神经痛）（Travell und Simons，1992；Lewit，1992）。

运动神经支配：L2~L4
内脏腹壁反射（TS 线）：T11、T12
肋泵区：ICR，肋横突关节（第 4、7、12 肋）
器官关系：肾脏
经络关系：肾经
营养关系：维生素 A、维生素 E
脊源性反射 – 支配：L1~L5，SIG

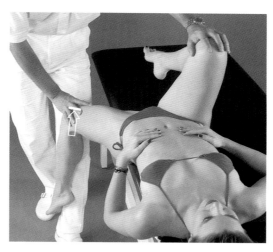

图 2.313　髂腰肌拉伸和等长收缩后放松（PIR），收缩期

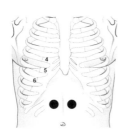

图 2.314　髂肌，神经淋巴反射点（NL）前侧

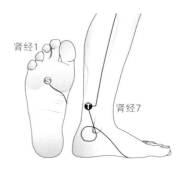

图 2.316　髂肌，引流点（S），导入点（T）

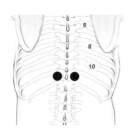

图 2.315　髂肌，神经淋巴反射点（NL）后侧

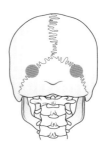

图 2.317　髂肌，神经血管反射点（NV）

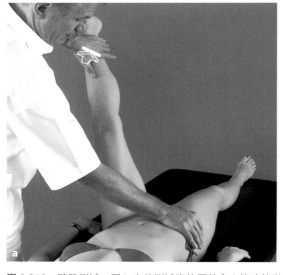

图 2.318　髂肌测试。图 b 中的测试姿势更符合人体功效学

冈下肌

解剖学
起点：冈下窝内侧 2/3。
走行：向外侧汇集。
止点：肱骨大结节。

功能
肱骨外旋，关节盂中肱骨头的背侧稳定器（肩袖的一部分）。这种稳定作用特别是在上臂外展时起作用。上部纤维参与肩关节外展，下部纤维参与肩关节内收。

弱征：站立时，上臂内旋增加。肌肉萎缩表现为低于脊柱的肩胛骨的凹陷，并且容易触诊到。

测试
位置：肱骨外展 90° 或略小，肘关节屈曲 90°。肱骨接近最大外旋。

固定：在肘部内侧，避免接触引流点三焦经 10 的区域。

测试接触：从前臂远端背侧。

患者：向外旋方向（即手向后转动）推动。

测试者：在前臂施加阻力与患者的内旋对抗。

通过将外展角度减小到 70° 以下可以测试更多的颅侧肌纤维，将角度增加到 90° 可以来测试更多的尾侧肌纤维。

测试中的错误和预防措施：肘部内侧缺乏稳定性，无法将肱骨外旋到正常的运动范围。测试手或固定手的骨接触引发疼痛。在测试期间，必须通过肌肉募集来监测关节盂位置的变化。如果患者偏离测试位置太多，请按照以下步骤操作：测试者使用固定手抓住患者的肩部，将前臂放在患者的上臂上。患者上臂被外展 90° 并向外旋转。测试者的肘内侧位于患者的肘外侧并进行稳定。

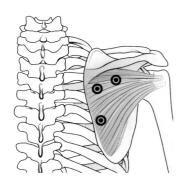

图 2.319　冈下肌，解剖学示意图

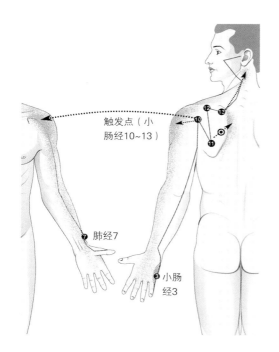

图 2.320　冈下肌，触发点和远端有效穴位

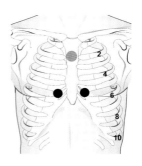

图 2.321　冈下肌，神经淋巴反射点（NL）前侧

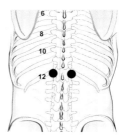

图 2.322　冈下肌，神经淋巴反射点（NL）后侧

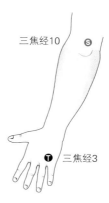

图 2.323　冈下肌，引流点（S），导入点（T）

肌筋膜综合征

拉伸测试：待测臂的手被引导到对侧的肩胛骨（更多的颅侧肌纤维）。手臂可以被拉过胸廓（更多的尾侧肌纤维）。应检查所有位置，并选择产生最多疼痛辐射的治疗位置。

PIR：从拉伸位置开始，患者稍微向中立位置收缩。在放松阶段，拉伸略微增加。

典型相关疾病

冈下肌的无力导致肩胛下肌的反射性高张和缩短，还会导致其出现剧烈疼痛的触发点。这导致肩关节的外展和屈曲受限。

这种疾病可能是"冻结肩"（肩周炎）的开始。在外展手臂时，肩胛骨在这种情况下被横向拉动。

卡压点：C5 神经根综合征（椎间孔 C4 / C5）。在肩胛切迹卡压肩胛上神经，特别是在肩胛骨不稳定的情况下（菱形肌和前锯肌存在功能性无力）。

运动神经支配：肩胛上神经〔C（4）、C5、C6〕

肋泵区：ICR，肋横突关节（第 1、2、10 肋）

器官关系：胸腺

经络关系：三焦经（3E）

营养关系：硒、锌、铜、抗氧化剂、胸腺提取物

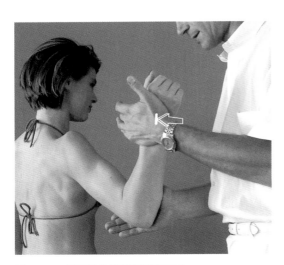

图 2.324   冈下肌的颅侧肌纤维测试

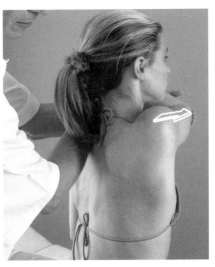

图 2.326   冈下肌尾侧肌纤维拉伸和等长收缩后放松（PIR），收缩期

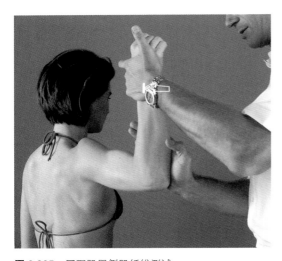

图 2.325   冈下肌尾侧肌纤维测试

手部骨间肌与蚓状肌

骨间背侧肌

解剖学

起点

骨间背侧肌Ⅰ，桡侧头：第 1 掌骨尺侧缘的近端半部分。

骨间背侧肌Ⅰ，尺侧头：第 2 掌骨的桡侧。

骨间背侧肌Ⅱ、Ⅲ和Ⅳ：第 2~5 掌骨彼此相对的表面。

止点：肌腱延伸到手指的背侧腱膜并附着在近节指骨底。

表 2.1　第 1~4 骨间背侧肌的止点

Ⅰ	示指桡侧
Ⅱ	中指桡侧
Ⅲ	中指尺侧
Ⅳ	环指尺侧

表 2.2　第 1~4 骨间掌侧肌的功能

Ⅰ	示指桡侧外展
Ⅱ	中指桡侧外展
Ⅲ	中指尺侧外展
Ⅳ	环指尺侧外展

弱征：手指不能张开。

测试

检查第 2~4 指的张开和中指的桡偏及尺偏。先测试一次示指，再测试一次环指的稳定。该测试通常只能与患者的另一侧健手进行比较。

肌筋膜综合征

拉伸测试：手指从相应的掌骨间隙展开。

卡压因素：尺神经和正中神经的各手指皮肤分支可能受到触发点和高张性刺激，导致相应手指的感觉减退和感觉异常。

典型相关疾病

骨间背侧肌可用作 C7 / T1 椎间盘突出和滑脱的神经根部刺激的指征肌。

这些肌肉的重要性在于为手部提供强大的本体感觉。对于此肌肉痉挛患者，通过沿着掌骨隙抚触按摩进行手法治疗可以显著放松整个手部。

卡压点：尺神经的近端和远端卡压，如尺神经沟综合征，尺侧腕管综合征，小指对掌肌的触发点。

运动神经支配：尺神经（C8，T1）

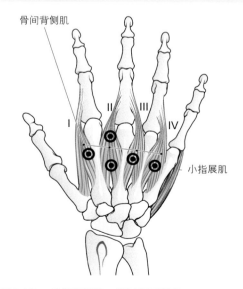

图 2.327　骨间背侧肌，解剖学示意图

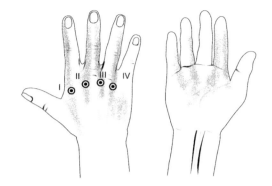

图 2.328　骨间背侧肌和蚓状肌，触发点及牵涉痛

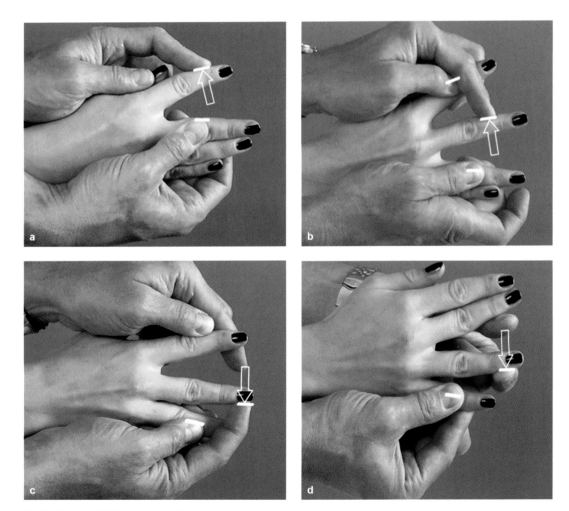

图 2.329　骨间背侧肌 I ～ IV 的测试

骨间掌侧肌

解剖学

起点

骨间掌侧肌 I：第 2 掌骨整个尺侧面。

骨间掌侧肌 II：第 4 掌骨整个桡侧面。

骨间掌侧肌 III：第 5 掌骨的整个桡侧面。

肌肉位于掌骨之间手弓的最深层。

止点：肌腱也延伸到背侧腱膜并附着于以下手指的近节指骨底部。

表 2.3　骨间掌侧肌 I ~ III 肌腱的止点

I	示指尺侧
II	环指桡侧
III	小指桡侧

功能

示指向中指内收，环指和小指向中指内收。

测试

对骨间掌侧肌 I 的测试由于拇收肌非常强的协同作用而无法实施。检查示指向中指的内收，以及环指和小指向中指的内收。在每种测试下，所朝向内收的手指都是被固定的。

典型相关疾病

可作为 C8 运动神经根的指征肌（对于椎间孔病变 C7 / T1）。

运动神经支配：尺神经（C8，T1）

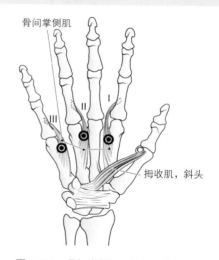

骨间掌侧肌

拇收肌，斜头

图 2.330　骨间掌侧肌，解剖学示意图

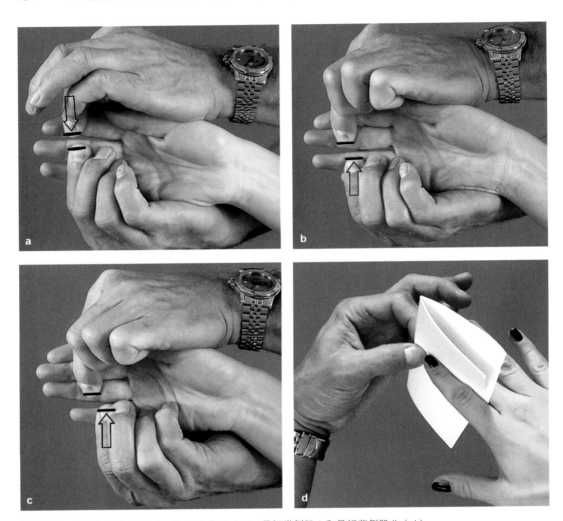

图 2.331　骨间掌侧肌 Ⅰ（a）、Ⅱ（b）和 Ⅲ（c），骨间掌侧肌 Ⅰ和骨间背侧肌 Ⅱ（d）

蚓状肌

解剖学

起点

蚓状肌 Ⅰ 和 Ⅱ：在示指和中指的指深屈肌腱的桡侧。

蚓状肌 Ⅲ 和 Ⅳ：在中指和环指及环指和小指的指深屈肌腱相对的两侧。

走行：蚓状肌位于掌部肌肉组织的中间隔中。

止点：它们像骨间背侧肌一样附着在手指背侧，但相较骨间背侧肌更远端。肌腱在第 2~5 指的近节指骨体水平处延伸至指背腱膜中。

功能

第 2~5 指的中节和远节指骨的伸展，近节指骨的屈曲。

弱征："爪状手"，第 2~5 指中节和远节指骨过度屈曲，同时掌指关节过伸。在中节和远节指骨伸展位置的同时（"指捏"）掌指关节屈曲困难或无法完成，例如不能用一只手捏住报纸。

测试

位置：屈曲第 2~5 指的掌指关节，同时伸展中节和远节指骨。

固定：固定手掌。

测试接触：从手的掌侧面接触每根近节指骨。

患者：用力伸展第 2~5 指，同时掌指关节屈曲。

测试者：保持与患者对抗。

测试中的错误和预防措施：第 2~5 指的屈曲出现了指短屈肌和指长屈肌的收缩代偿。

肌筋膜综合征

拉伸测试：第 2~5 指的掌指关节过伸，中节和远节指骨屈曲到最大角度。

PIR：从拉伸位置开始，在掌指关节屈曲方向以及近端和远端指骨间关节的伸展方向上进行最小收缩，在放松阶段进行拉伸。

典型相关疾病

卡压点：骨间肌（手指外展）是 T1 神经根部病变的指征肌（Patten，1998）。蚓状肌 Ⅰ 和 Ⅱ，如腕管综合征及正中神经的所有其他近端卡压，如斜角肌处、肋锁处、喙突胸小肌处和旋前圆肌处的卡压。

蚓状肌 Ⅲ 和 Ⅳ：胸廓出口，尺神经沟综合征和豌豆－钩骨卡压综合征。

运动神经支配
- 蚓状肌 Ⅰ 和 Ⅱ：正中神经〔C（6，7）、T1〕
- 蚓状肌 Ⅲ 和 Ⅳ：尺神经〔C（7）8、T1〕

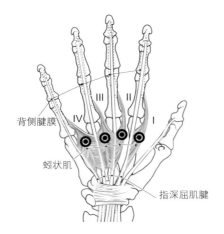

图 2.332   蚓状肌，解剖学示意图

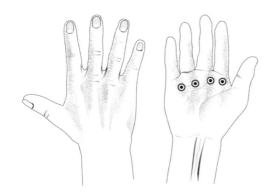

图 2.333   蚓状肌，触发点及牵涉痛

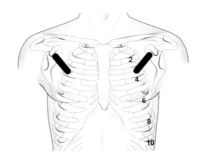

图 2.335   骨间肌和蚓状肌的神经淋巴反射点（NL）

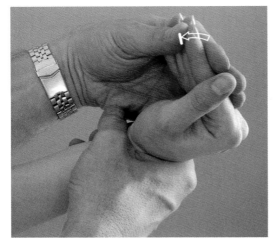

图 2.334   蚓状肌测试

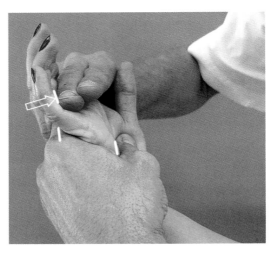

图 2.336   蚓状肌的牵伸和等长收缩后放松（PIR）

背阔肌

解剖学

起点： 骶嵴、全部腰椎棘突和下位 6 个胸椎棘突宽阔的腱膜。其他起源于下位 3~4 肋以及肩胛骨下角。

走行： 沿外上方汇聚，颅侧肌纤维几乎是水平走行，尾侧肌纤维陡峭上升。

止点： 与大圆肌和胸大肌纤维一起止于肱骨内侧和前方的结节间沟底部。

功能

肩部下降，肩关节伸展、内收以及内旋。上部纤维具有后缩肩胛骨的作用。双侧收缩引起胸椎伸展。

弱征： 站立时肩部耸起并轻微前凸。放松时，手掌保持在外旋增加的状态。

测试

位置： 站立位肱骨完全内旋（拇指指向后方），肘关节完全伸展。肩关节外展约 10°（与身体相距一手宽的距离）。

固定： 肩关节上部。这是为了防止肩部上抬或躯干侧倾。

测试接触： 严格地从患者的内侧接触前臂远端。

患者： 将向外伸展的手臂拉向身体。

测试者： 保持向外展和屈曲方向，即矢量略微向前，与患者对抗。

测试中的错误和预防措施： 防止患者屈曲肘关节从而募集肱二头肌。必须从冠状面手臂位置（裤缝水平）向外展和略微屈曲的方向上进行测试。

肌筋膜综合征

拉伸测试： "摸口测试"，即患者坐在带靠背的椅子上，将手臂放到头后，伸手越过对侧耳和脸颊去触摸口唇。在正常活动范围内，大约一半的口唇可以从另一侧被触及（Travell und Simons，1983）。

PIR： 从拉伸位置开始，患者在吸气期间向外推 7~10 秒。在呼气期间，操作者略微向内侧牵拉到拉伸位置。

典型相关疾病

双侧功能减弱在胰腺功能障碍中相对常见，并且可能发生在胸胸椎活动受限中。

卡压点： 斜角肌综合征。

运动神经支配：胸背神经（C6~C8）
内脏体壁反射（TS 线）：T6
肋泵区：ICR，肋横突关节（第 3、6、8 肋）
器官关系：胰腺
经络关系：脾经（胰腺）
营养关系：维生素 A、维生素 B_3、锌、硒、铬、镁、多不饱和脂肪酸、胰腺酶

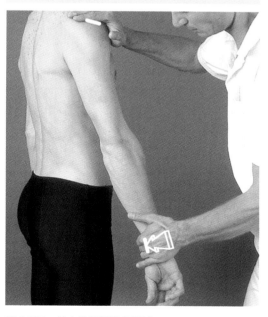

图 2.337 站立位背阔肌的测试

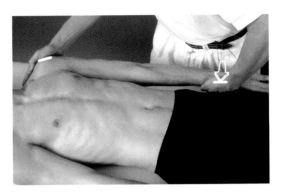

图 2.338 仰卧位背阔肌测试

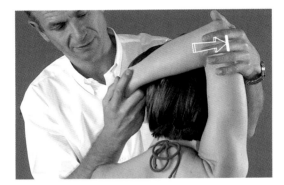

图 2.339 背阔肌拉伸和等长收缩后放松（PIR）

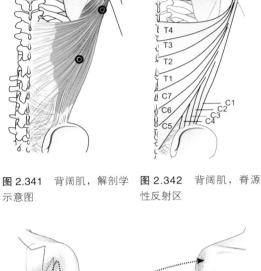

图 2.341 背阔肌，解剖学示意图　　**图 2.342** 背阔肌，脊源性反射区

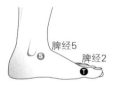

图 2.340 背阔肌，引流点（S），导入点（T）

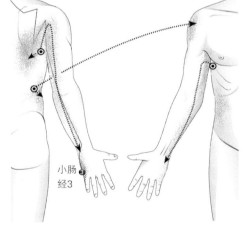

图 2.343 背阔肌，触发点及牵涉痛，远端有效穴位

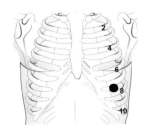

图 2.344 背阔肌，神经淋巴反射点（NL）前侧

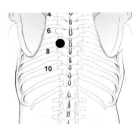

图 2.345 背阔肌，神经淋巴反射点（NL）后侧

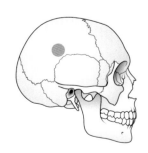

图 2.346 背阔肌，神经血管反射点（NV）

肩胛提肌

解剖学

起点： 寰椎和枢椎的横突，C3 和 C4 横突后结节。

走行： 不同起点的纤维向尾侧汇聚，并像绳索一样缠绕。位于斜方肌深层第二肌层，可以在胸锁乳突肌和斜方肌之间侧面颈后三角中可触及。在它上面是副神经。

止点： 在肩胛骨上角和肩胛骨内侧缘上部。

功能

上提肩胛骨，协助肩胛骨下回旋（肩胛下角向内侧移动，关节盂下降）。

远端固定时，颈椎向同侧旋转和侧屈，在双侧收缩时伸展颈椎。

弱征： 站立时，肩胛骨上角下降，肩胛骨下角与脊柱的距离增加。当放下外展的手臂时，肩胛骨迅速回位（由于菱形肌和肩胛提肌的功能不协调而出现偏离）。

测试

位置： 患者向后、向上拉肩部，使肩胛骨靠近脊柱，肩胛骨上角向颅侧移动。同时，颈椎保持轻微的同侧旋转和侧屈。

测试接触： 一只从颅侧接触肩部，另一只手从内侧接触屈曲 90° 的肘关节。

患者： 向后向上拉肩部。

测试者： 将肩部移向尾侧，同时尝试用相同的力将肘部向肱骨外展和屈曲的方向移动。检查者力的矢量应使肩胛骨上角通过肩胛骨旋转移向尾侧和外侧。

测试中的错误和预防措施： 测试期间肩部下降不足。由于三角肌后部、斜方肌中部以及大圆肌、小圆肌的无力导致的肩部缺乏稳定性，会错误地认为是肩胛提肌无力。

菱形肌是很强的协同肌，必须在肩胛提肌测试前进行测试。如果菱形肌无力，则肩胛提肌测试不可用，必须首先将肩胛提肌正常化。

运动神经支配： 肩胛背神经（C3、C4 和 C5）
肋泵区： ICR，肋横突关节（第 2、6、7、10 肋）
器官关系： 甲状旁腺
经络关系： 肺经
营养关系： 钙、镁、维生素 D，以及钙代谢元素

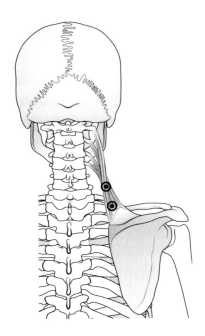

图 2.347 肩胛提肌，解剖学示意图

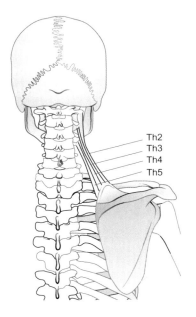

图 2.348 肩胛提肌，触发点、牵涉痛、远端有效穴位

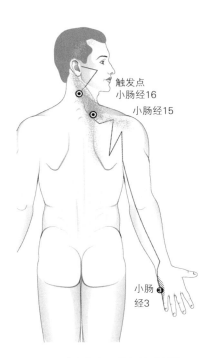

图 2.349 肩胛提肌，脊源性反射区

肌筋膜综合征

拉伸测试：仰卧位，患者的手臂向尾侧拉放在髋部下方。将头部抬起，向对侧旋转并倾斜，进一步稳定肩部。或者，可以将伸展的手臂引导至最大外展位，使肩胛骨下角移向尾侧（Dvorák，1991）。

PIR：坐位，患者坐在带靠背的椅子上。伸手够椅座并向下牵拉肩关节。头部和颈部向对侧屈曲、旋转并倾斜。

或者（Dvorák und Dvorák，1991），在仰卧位可以最大程度抬起手臂，引起肩胛骨旋转。同时肩胛骨上角下降，支撑手臂和肩胛骨。检查者固定患者头部并引导其向对侧屈曲和旋转，这会引起肩胛提肌紧张。

典型相关疾病

在许多情况下，肩胛提肌存在触发点，并且大部分原因是"颈椎综合征"。心理因素（情绪压力）以及负重（例如，在扛重物或驾驶时的强迫姿势等）可导致触发点的形成。作为主要肩部稳定器的背阔肌如出现无力则可导致肩胛提肌的缩短和触发点形成。

卡压点：在中斜角肌处压迫肩胛背神经（Garten，2016）。

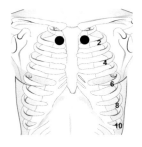

图 2.350   肩胛提肌，神经淋巴反射点（NL）前侧

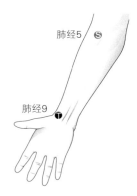

图 2.353   肩胛提肌，引流点（S），导入点（T）

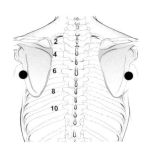

图 2.351   肩胛提肌，神经淋巴反射点（NL）后侧

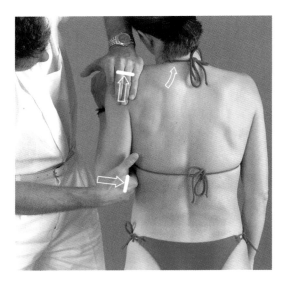

图 2.354   肩胛提肌的测试

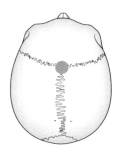

图 2.352   肩胛提肌，神经血管反射点（NV）

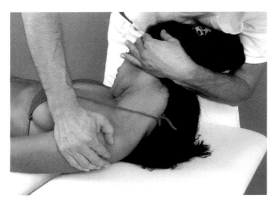

图 2.355   肩胛提肌，拉伸和等长收缩后放松（PIR）

颈伸肌群

解剖学

起点

头夹肌：C7~T3 棘突。

颈夹肌：T3~T6 棘突。

头半棘肌：C7~T8 横突和 C3~C6 关节突。

颈半棘肌：T2~T5 横突。

走行

夹肌：从内下侧到外上侧。

半棘肌：从外下侧到内上侧。

止点

头夹肌：颞骨乳突和上项线。

颈夹肌：C1~C4 横突。

头半棘肌：枕骨上、下项线之间的骨面

颈半棘肌：C2~C5 棘突，以及部分肌腱附着在 C6~C7 棘突处。

功能

双侧收缩时引起颈椎和头部伸展。在单侧收缩时，头部和颈椎向同侧旋转和侧屈。

弱征：双侧无力时头前伸。在单侧无力的情况下，无力侧的枕骨略微抬高并向对侧旋转。

测试

位置：俯卧位是最容易测试的位置，患者手臂放在身体两侧。首先伸展颈椎，然后伸展头部。为了同时测试两侧颈伸肌群，头部不产生旋转保持在中立位。在单侧颈伸肌群测试中，需要头部完全旋转到测试的一侧。

固定：非测试手放在前额下方，没有直接接触，以便在发生无力时扶住头部。

测试接触：轻柔地以手掌接触枕骨。

患者：用力将头向上抬起。

测试者：与患者头部的伸展相抵抗。

当坐位或站立位进行测试时，检查者用非测试手在胸骨区域稳定患者。这里特别注意采取上述正确的测试矢量。

测试中的错误和注意事项：测试矢量未沿所描述的切线运行，会存在对颈椎（关节突关节面形成压力）或颅骨皮肤的激惹。两者都可能导致肌肉在测试中因人为原因而表现出无力。当患者俯卧时，患者肘部和前臂不应该用力，因为这会导致其他肌肉募集。

脊源性反射 – 支配：肌腱根据 8 字规则形成强硬张力，其起点所在的 8 个椎体颅侧成为刺激区
- T8 肌腱：脊源性反射区 L4
- T7 肌腱：脊源性反射区 L3 等

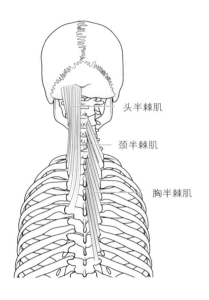

图 2.356　颈伸肌群，解剖学示意图

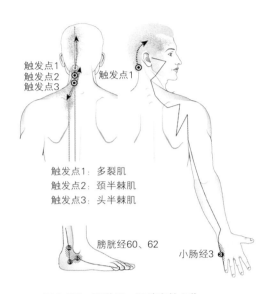

触发点1：多裂肌
触发点2：颈半棘肌
触发点3：头半棘肌

图 2.358　颈伸肌，远端有效穴位

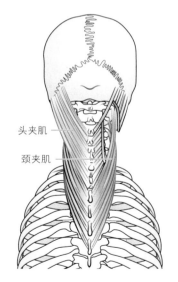

图 2.357　头夹肌和颈夹肌的 SR 支配

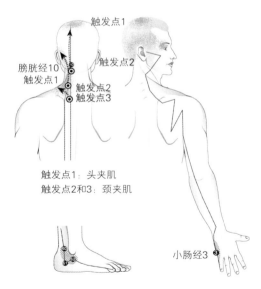

触发点1：头夹肌
触发点2和3：颈夹肌

图 2.359　颈伸肌群，触发点及牵涉痛，远端有效穴位

肌筋膜综合征

拉伸测试：不可能单独进行拉伸测试，所有背部、颈部肌肉（斜方肌、肩胛提肌、枕下肌群）在测试中会都被拉伸到。此外，可以使用向对侧旋转和侧屈来拉伸一侧肌肉。

PIR：患者倚靠在椅子上，头部和颈椎屈曲（点头和屈曲颈椎）到最大。在伸展时治疗师手部与患者枕骨接触。提示患者在吸气的同时向上看，并且最小限度地伸展头部，而在呼气期间患者放松并向下看，测试者稍微向屈曲方向拉伸。

典型相关疾病

腰椎僵硬：肌肉整体测试时颈部伸肌功能性无力（颈椎中立位）。

骶髂僵硬：单侧测试时同侧无力。

骶骨僵硬：单侧测试时双侧无力。

颈伸肌群的个别肌束功能障碍时：隐藏的颈椎椎间盘问题。

颈伸肌群总是受到加速度伤害的影响（如挥鞭伤），引起紧张和触发点。

卡压点：枕大神经（C2）可能因 C4 或 C5 范围内的触发点而受限制。触发点位于神经通过头半棘肌出口处尾侧几厘米处。

运动神经支配
- 头夹肌：C4~C6
- 颈夹肌：C5~C8
- 头半棘肌：C1~C6
- 颈半棘肌：C6~C8

肋泵区：ICR，肋横突关节（第 3、4、8 肋）

器官关系：鼻旁窦、头部淋巴系统

经络关系：胃经

营养关系：维生素 B_6、维生素 B_3、碘

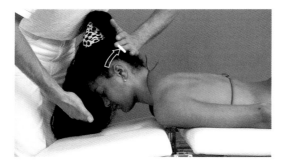

图 2.360　双侧颈部伸肌的测试

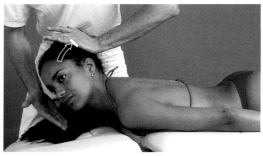

图 2.361　左侧颈部伸肌的测试

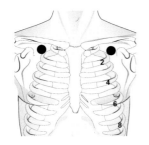

图 2.362　颈伸肌群，神经淋巴反射点（NL）前侧

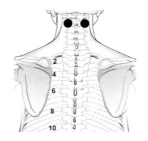

图 2.363　颈伸肌群，神经淋巴反射点（NL）后侧

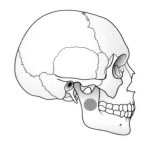

图 2.364　颈伸肌群，神经血管反射点（NV）

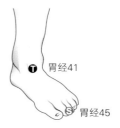

图 2.365　颈伸肌群，引流点（S），导入点（T）

颈部伸肌——枕下肌群

头后大直肌

解剖学
起点：枢椎的棘突。

走行：呈扇形向颅侧走行，腹侧肌纤维向内侧走行。

止点：枕骨下项线的外侧半。

功能
单侧动作：头部同侧侧倾，向同侧旋转。

双侧动作：头部伸展。

头后小直肌

解剖学
起点：寰椎后结节。

走行：在斜方肌和头半棘肌深层。

止点：枕骨下项线内侧 1/3。硬脑膜与肌肉有连接（Hack，Koritzer et al，1995）。

功能
单侧动作：头部同侧倾斜。

双侧动作：头部伸展。伸展时拉紧硬脑膜。

头上斜肌

解剖学
起点：C1 横突。

走行：从尾腹侧平缓升高至颅背侧。

止点：在枕骨下项线外侧 1/3 上方。

功能
单侧动作：头部同侧倾，同侧旋转。

双侧动作：头部伸展。

头下斜肌

解剖学
起点：枢椎的棘突。

走行：从尾内侧到颅外侧和腹侧。

止点：寰椎的横突。

功能
头部同侧旋转。

运动神经支配：C1 和 C2 背侧神经支。
肋泵区：ICR，肋横突关节（第 3、4、8 肋）
器官关系：鼻旁窦、头部淋巴管
经络关系：胃经
营养关系：维生素 B_6、维生素 B_3，碘
脊源性反射 – 支配：
· 头后大直肌：骶髂关节
· 头后小直肌：L5
· 头上斜肌：骶髂关节
· 头下斜肌：骶髂关节

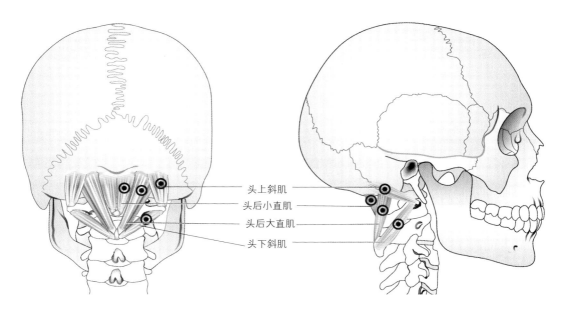

图 2.366 枕下肌群，解剖学示意图

头上斜肌
头后小直肌
头后大直肌
头下斜肌

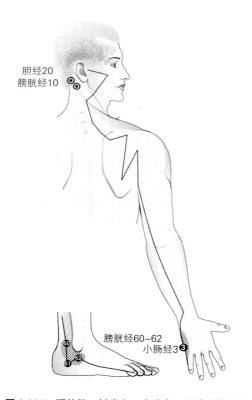

胆经20
膀胱经10

膀胱经60~62
小肠经3❸

图 2.367 颈伸肌，触发点，牵涉痛，远端有效穴位

颈屈肌（深层）

解剖学

起点

前斜角肌：C2~C6 横突的前结节。

中斜角肌：C2~C7 横突的后结节。

后斜角肌：C4~C6 横突的后结节。

头长肌：C3~C6 横突前结节。

颈长肌：C5~T3 的椎体。

头前直肌：寰椎横突。

走行：胸锁乳突肌和斜方肌上部之间的颈屈肌中层。臂丛神经穿过斜角肌间隙（在前斜角肌和中斜角肌之间），再横越肩胛舌骨肌。

头长肌和颈长肌在颈筋膜的椎前层下与脊柱直接接触。

止点

前斜角肌：第 1 肋的颅侧面上的斜角肌结节。

中斜角肌：第 1 肋的颅侧面。

后斜角肌：第 2 肋的外侧面。

头长肌：枕骨基底部下表面。

颈长肌：C2~C4 的椎体。

头前直肌：枕骨基底部。

功能

这些肌肉一起屈曲颈椎和间接屈曲头部（头长肌和头前直肌直接作用）。在单侧功能中，它们引起颈椎的同侧屈和向对侧旋转。前斜角肌和中斜角肌提升第 1 肋，后斜角肌提升第 2 肋。它们属于呼吸辅助肌肉。

弱征：如果单侧无力，颈椎和头部会轻微向同侧旋转。仰卧位则患者抬头困难。

测试

位置：仰卧位。颈椎屈曲，然后头部屈曲（点头运动）。

对于双侧测试，头部保持在中立位。

为了测试一侧的颈屈肌，头部向对侧旋转 10°。

患者将上臂外展约 90°，将前臂放在头旁以避免其他肌肉募集。

固定：颈屈肌可以在站立位或坐位以类似的方式进行测试。同时，测试者用非测试手从颈侧固定上胸椎区域。

测试接触：轻柔地以平面接触患者前额，非测试手放在头部后方，以便在肌肉无力的情况下扶住头部。

患者：用力（在矢状面）向前推动头部。

测试者：与患者头部屈曲运动弧的切线方向对抗。

测试中的错误和预防措施：如上所述，不遵守测试矢量可能会导致肌肉在测试中因人为原因而表现出无力。

肌筋膜综合征

拉伸测试：患者坐在椅子上。测试者将肩部向尾侧固定，头部伸展并旋转到测试侧，并向对侧侧屈。患者也可以通过握住椅子座来保持肩部向尾侧部固定。

PIR：从拉伸位置开始，要求患者吸气朝向待治疗肌肉的一侧上方看；同时测试者保持在拉伸位。在呼气阶段，测试者根据放松情况轻轻地拉伸，患者向下看并看向待治疗肌肉的对侧。

卡压因素：斜角肌综合征。

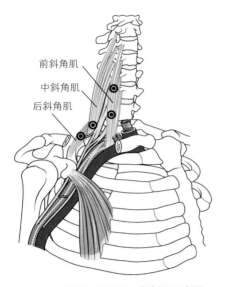

图 2.368　颈屈肌（深层），解剖学示意图

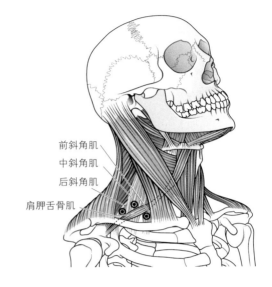

图 2.369　颈深屈肌（深屈）形态学

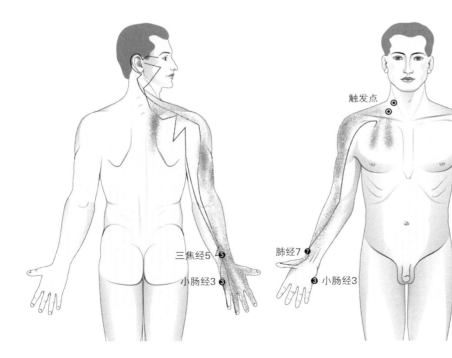

图 2.370　斜角肌，触发点，牵涉痛，远端有效穴位

典型相关疾病

颈屈肌几乎受到所有由加速度引发的损伤（挥鞭伤）的影响。由此产生的触发点和肌肉紧张状态，可导致胸廓出口综合征，并伴有相应上肢的疼痛和麻木。

颈屈肌所在部位是形成上肢卡压综合征的最近端部位。目前有各种测试用于诊断斜角肌综合征（Garten，2016，kap. 6.9.5）：

- Adson 试验（斜角肌压迫试验）（Winkel，Vleeming et al，1985）

- 斜角肌痉挛试验（Travell und Simons，1983）

- Wright 试验（过度外展试验）（Winkel，Vleeming et al，1985）

- Eden 试验（肋锁压迫试验）（Winkel，Vleeming et al，1985）

应用肌动学技术诊断斜角肌综合征

1. 仰卧位测试手臂肌肉；可测试"强壮"肌肉是否存在肌力下降的情况。

2. 在斜角肌测试中抬起患者的头部（间隙变窄：向测试侧旋转会导致测试侧斜角肌缩短，旋转到对侧则是拉伸）导致在斜角肌卡压时相关肌肉抑制。

胸小肌综合征的鉴别诊断：如果手臂的肌肉在上述测试中"弱"，则从后面支撑患者的肩部（不要主动抬起，因为这会导致胸小肌的收缩），从而扩大胸小肌和肋锁间隙下的通道。

运动神经支配
- 前斜角肌：C5~C8
- 中斜角肌：C3、C4
- 后斜角肌：C3~C8
- 头长肌：C1~C4
- 颈长肌：C2~C8

肋泵区：ICR，肋横突关节（第 3、4、8 肋）
器官关系：鼻旁窦、头部淋巴管
经络关系：胃经
营养关系：维生素 B_6、维生素 B_3，碘
脊源性反射 – 支配：斜角肌、头长肌、颈长肌（中间胸椎）

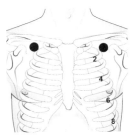

图 2.371　颈屈肌（深层），
神经淋巴反射点（NL）前侧

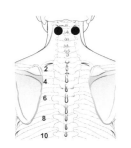

图 2.372　颈屈肌（深层），
神经淋巴反射点（NL）后侧

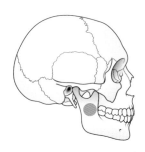

图 2.373　颈屈肌（深层），
神经血管反射点（NV）

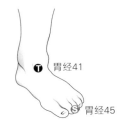

图 2.374　颈屈肌（深层），引流点（S），导入点（T）

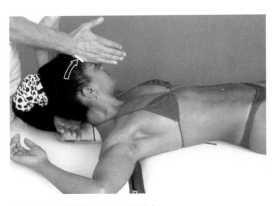

图 2.375　右侧深层颈屈肌测试

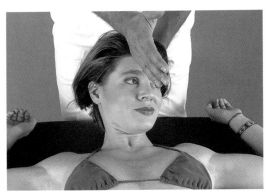

图 2.376　右侧深层颈屈肌测试

闭孔内肌

解剖学

起点：闭孔周围和骨盆内侧闭孔膜。

走行：肌肉形成小骨盆的前外侧肌壁。它被闭孔膜覆盖，此外闭孔膜起自肛提肌腱弓并由肛提肌腱弓进一步加强。

止点：股骨转子窝。

功能

髋关节外旋和髋关节屈曲时外展。

根据 Travell 和 Simons（1992）的观点，髋关节伸展时闭孔内肌和梨状肌是主要外旋肌，而髋关节屈曲时则主要是外展肌。根据 Frick 观点（1992b），闭孔内肌在髋关节伸展时具有协助内收功能。

测试

位置：患者仰卧，大腿向外旋转（足向内）并屈曲 110°，这避开了梨状肌测试，但髋部其他短的外旋肌可能被测试到。

测试接触：用一只手从外侧接触膝关节，另一只手从内侧接触远端小腿。

患者：脚向内收，膝向外展。

测试者：与患者对抗。

测试中的错误和预防措施：上述双重动作（髋关节外展和外旋）对于测试的准确很重要，因为闭孔外肌和股方肌是内收肌和外旋肌。

必须保持髋关节 110° 的屈曲以区分闭孔内肌和梨状肌。孖肌在测试中不能从闭孔肌中分离出来。

肌筋膜综合征

拉伸测试：大腿在最大屈曲时内收并内旋。

PIR：从拉伸位置开始，患者在吸气期间轻轻将髋关节推向外展和外旋，呼气时稍微向内旋和内收方向拉伸。

卡压因素：闭孔内肌紧张会造成穿过闭孔管的闭孔神经的卡压。内收肌和闭孔外肌由闭孔神经支配。

运动神经支配：骶丛、L4、L5、S1（S2）
内脏体壁反射（TS 线）：L5
器官关系：性腺
经络关系：心包经（循环－生殖）
营养关系：维生素 A、维生素 B_3、维生素 C、维生素 E、多不饱和脂肪酸、锌、硒、镁
脊源性反射－支配：T12

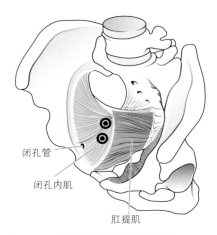

图 2.377　闭孔内肌，解剖学示意图

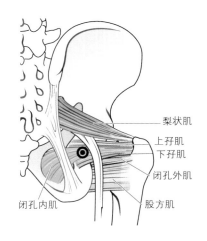

图 2.380　闭孔内肌，解剖学示意图

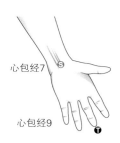

图 2.378　闭孔内肌，引流点（S），导入点（T）

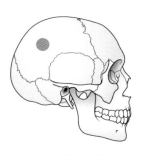

图 2.381　闭孔内肌，神经血管反射点（NV）

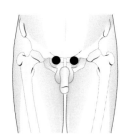

图 2.379　闭孔内肌，神经淋巴反射点（NL）前侧

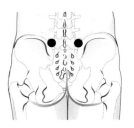

图 2.382　闭孔内肌，神经淋巴反射点（NL）后侧

典型相关疾病

小骨盆器官疾病会引起髋部不适。

闭孔内肌与小骨盆的器官密切相关，这就是为什么它与髋关节的其他外旋肌（孖肌、闭孔外肌、股方肌）相比，更加重要，并在此进行讨论。

女性产后骨盆底的紧张和盆腔器官固定装置的紧张可以导致通过肌肉结构相连的髋部不适，以及内收肌的抑制和继发的超负荷症状。

此外，肌肉的损伤和切断（股骨颈骨折、髋内假体）改变闭孔膜的平衡，可能导致小骨盆筋膜结构的失衡，从而影响膀胱、子宫和前列腺的功能。

髋外旋肌彼此间存在病变关系：单个肌肉可能受到起点 / 止点或椎骨病变的抑制。再则协同肌可能形成过劳性损伤。与其他拮抗肌一样，对侧肌可发展成肌筋膜病变和缩短。

卡压点： 由于闭孔神经穿过梨状肌下孔，梨状肌综合征可能导致闭孔神经卡压。

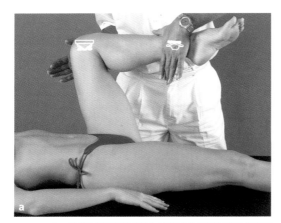

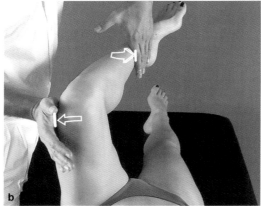

图 2.383　闭孔内肌和除了梨状肌（髋关节 110° 屈曲位时的内旋肌）外的髋外旋肌的测试

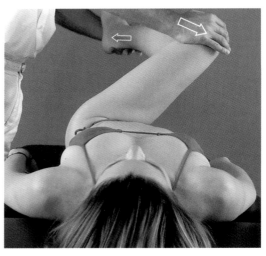

图 2.384　拉伸和等长收缩后放松（PIR），重点是闭孔肌

小指对掌肌

解剖学

起点：钩骨钩和屈肌支持带。

走行：从小指掌骨近端外侧到小指掌骨远端内侧。

止点：第 5 掌骨整个内侧。

功能

小指对掌（屈曲、桡偏和内旋）。屈肌协同将小指置于拇指对面，形成空心手。

弱点：无法形成空心手，小鱼际萎缩。

测试

位置：小手指与拇指相对。

固定：手掌第 1~3 掌骨区域。

测试接触：第 5 掌骨头。

患者：小指用力对掌。

测试者：保持与患者对抗。

测试中的错误和注意事项：测试压力不应施加在小指近节指骨或近端指骨间关节上。

肌筋膜综合征

拉伸测试：第 5 掌骨尺偏和伸展（与小指屈肌一起）。

PIR：从拉伸位置开始，鼓励患者在被固定时轻轻地向手掌内收和对掌方向收小指。在放松期间，在上述拉伸方向上轻轻拉伸。

典型相关疾病

腕关节区域尺神经卡压综合征。肌肉也可作为 C7 / T1（C8 神经根）椎间孔病变的特征肌。

卡压点：在豌豆骨和钩骨区域的尺管综合征。综合征还会导致小指屈肌、蚓状肌和拇收肌功能减退。肘部区域的卡压（尺神经沟综合征）也会导致小指对掌肌功能性无力。尺侧腕屈肌和指深屈肌也受到影响。

运动神经支配：尺神经（C8、T1）
肋泵区：ICR，肋横突关节（第 10 肋）
经络关系：胃经
营养关系：有氧 / 无氧代谢的辅因子（泛酸、铁）、多不饱和脂肪酸、磷酸酶

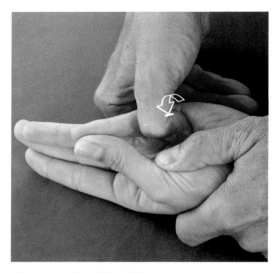

图 2.385　小指对掌肌的测试

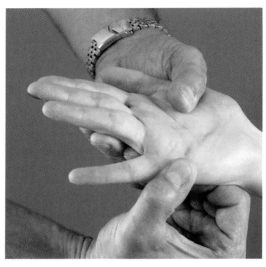

图 2.386　小指对掌肌的拉伸和等长收缩后放松（PIR）

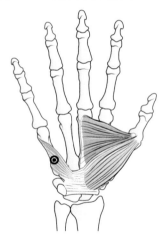

图 2.387　小指对掌肌，解剖学示意图

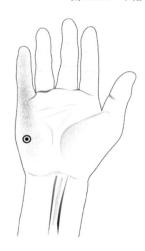

图 2.388　小指对掌肌，触发点和牵涉痛

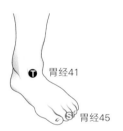

图 2.389　小指对掌肌，引流点（S），导入点（T）

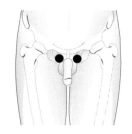

图 2.390　小指对掌肌，神经淋巴反射点（NL）前侧

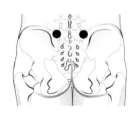

图 2.391　小指对掌肌，神经淋巴反射点（NL）后侧

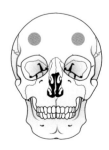

图 2.392　小指对掌肌，神经血管反射点（NV）

拇对掌肌

解剖学

起点：大多角骨结节和屈肌支持带。

走行：从拇指掌骨近端内侧到远端外侧，位于拇展肌深层。

止点：第 1 掌骨的整个外侧。

功能

拇指对掌（屈曲、内收，轻微旋转）。

弱点：握笔困难，对掌无力。在慢性无力时拇指鱼际萎缩。

测试

位置：拇指朝向小指摆放。

固定：空心的手掌。

测试接触：第 1 掌骨头部。

患者：做对掌运动。

测试者：将第 1 掌骨向伸展、外展和外旋的方向推离开手掌面。

测试中的错误和注意事项：测试压力不应施加在拇指近节指骨上。必须严格遵循所描述的测试矢量。必须避免对关节施加可产生疼痛的压力。

肌筋膜综合征

拉伸测试：将拇指桡偏和伸展。

PIR：从拉伸位置开始，患者被要求在治疗师测试位置下轻轻地将拇指向手掌面内收和对掌运动。在放松期间，治疗师在所描述的拉伸方向上略微拉伸。

典型相关疾病

腕管综合征导致拇对掌肌发生功能性无力甚至萎缩。因此，必须区分由尺神经支配的拇收肌和由正中神经支配的拇对掌肌。为了确认这一点，可以测试同样由正中神经支配的拇短展肌。

卡压点：典型的腕管综合征。

运动神经支配：正中神经（C6、C7） **肋泵区**：ICR，肋横突关节（第 10 肋） **经络关系**：胃经 **营养关系**：维生素 B₅、铁、多不饱和脂肪酸、磷酸酶

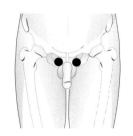

图 2.393 拇对掌肌，神经淋巴反射点（NL）前侧

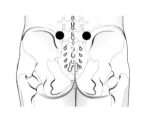

图 2.394 拇对掌肌，神经淋巴反射点（NL）后侧

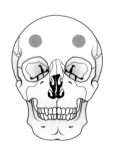

图 2.395 拇对掌肌，神经血管反射点（NV）

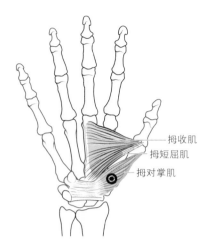

图 2.396　拇对掌肌，解剖学示意图

拇收肌
拇短屈肌
拇对掌肌

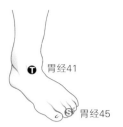

胃经41
胃经45

图 2.398　拇对掌肌，引流点（S），导入点（T）

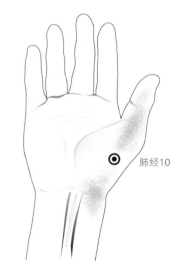

肺经10

图 2.397　拇对掌肌，触发点和牵涉痛

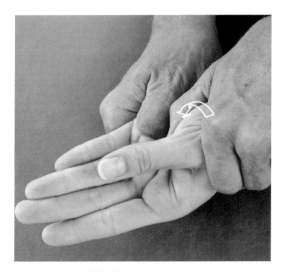

图 2.399　拇对掌肌测试

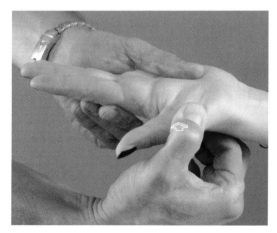

图 2.400　拇对掌肌拉伸和等长收缩后放松（PIR）

掌长肌

解剖学

起点：肱骨内上髁。

走行：在桡侧腕屈肌和尺侧腕屈肌之间走行，并在指浅屈肌浅层。肌腱越过屈肌支持带。20%的人缺少此肌肉。

止点：掌腱膜。

功能

绷紧掌腱膜，协助腕关节掌屈以及手的柱状抓握。

测试

位置：患者在腕关节屈曲时将手形成杯状抓握。

测试接触：从掌侧握所有手指。

患者：屈曲手部关节并将手指握在一起。

测试者：握住手掌侧并伸展手部关节。

测试中的错误和注意事项：测试矢量不准确，疼痛触发。

肌筋膜综合征

拉伸测试：腕关节伸展，同时伸展和外展所有手指和掌骨。

PIR：从拉伸位置开始，患者轻轻地将手向屈曲和柱状抓握（吸气）方向收缩，同时放松阶段稍微用力拉伸（呼气）。

典型相关疾病

在掌腱膜挛缩（Dupuytren contracture）中，触发点与掌长肌相关，尽管因果关系尚未得到证实（Travell und Simons，1983）。

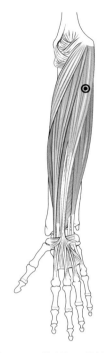

图 2.401　掌长肌，解剖学示意图

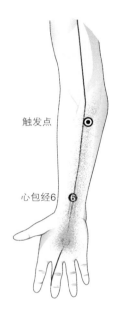

图 2.403　掌长肌的触发点、牵涉痛、远端有效穴位

触发点

心包经6

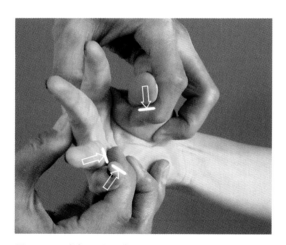

图 2.402　掌长肌的测试

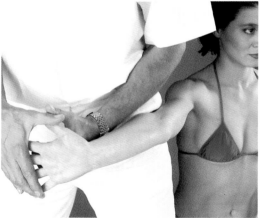

图 2.404　掌长肌拉伸

胸大肌锁骨部（PMC）

解剖学

起点：来自锁骨的内侧 2/3 段。

走行：向尾侧和外侧。

止点：肱骨大结节嵴（肱二头肌沟外侧缘）。

功能

屈曲、内收以及内旋肱骨。

弱征：肩胛骨回缩，肩部向后增宽。

测试

位置：仰卧位、站立位或坐位，肘关节完全伸展，肩关节屈曲 90° 并完全内旋，即手掌远离身体（拇指指向尾侧）。

测试接触：前臂远端。

固定：在仰卧位，固定患者对侧肩部。当站立位或坐位时，测试者用自己的身体稳定患者的躯干以防止躯干旋转并固定患者对侧肩部。

患者：将伸展的手臂拉过胸部。

测试者：保持矢量方向沿肌纤维走行的外侧并在向尾侧 15° 上与患者对抗。

双侧测试时不需要稳定对侧肩部。要求患者在肩关节内旋时将两侧伸展的手臂彼此压在一起，测试者保持双臂交叉在上述运动矢量方向上向外和略向尾侧用力与患者对抗。

测试中的错误和预防措施：如果患者在测试期间屈曲肘关节，这会导致其他肌肉募集而测试准确度下降。

患者不应抬起肩部。测试者不应接触患者腕关节近端太远处。

运动神经支配：胸前内、外侧神经（C5~C7）
内脏体壁反射（TS 线）：T5
肋泵区：ICR，肋横突关节（第 3、4、8 肋）
器官关系：胃
经络关系：胃经
营养关系：维生素 B_1（硫胺素），单侧无力；锌，双侧无力；盐酸甜菜碱

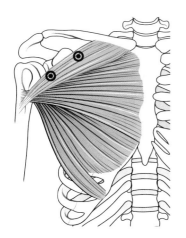

图 2.405　胸大肌锁骨部，解剖学示意图

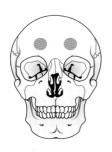

图 2.406　胸大肌锁骨部（PMC），神经血管反射点（NV）

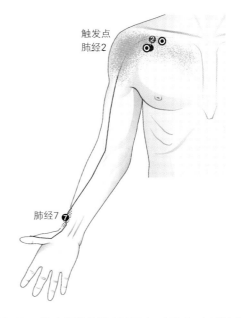

图 2.407　胸大肌锁骨部（PMC），牵涉痛，远端有效穴位

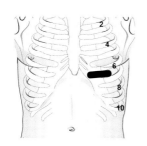

图 2.408　胸大肌锁骨部，神经淋巴反射点（NL）前侧

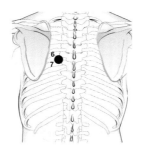

图 2.409　胸大肌锁骨部，神经淋巴反射点（NL）后侧

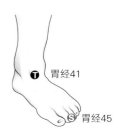

图 2.410　胸大肌锁骨部，引流点（S），导入点（T）

肌筋膜综合征

拉伸测试：手臂外展约 80°，外旋并伸展 60°~70°。

PIR：患者仰卧并且置于上述伸展位置，手臂在吸气的过程中抗重力抬起。在呼气期间，让手臂因自重而下降，治疗师可以稍拉伸。

典型相关疾病

肌筋膜障碍，肩部问题的触发点。双侧无力表示通常存在胃酸过少意义上的胃疾病。根据 Goodheart（Walther，2000），这通常与颅侧倾斜病变（颞侧凸起）有关。

卡压点：斜角肌综合征、肋锁综合征。

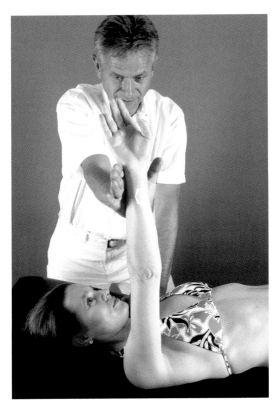

图 2.411　胸大肌锁骨部的测试

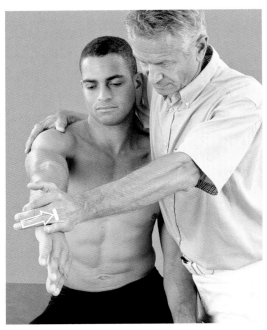

图 2.413　坐位时胸大肌锁骨部的测试。对于强壮的患者，建议从对侧稳定其躯干，并对抗伸展测试臂以进行测试

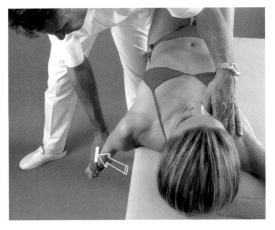

图 2.412　胸大肌锁骨部，仰卧位的拉伸和等长收缩后放松（PIR）

胸大肌胸骨部（PMS）和肋骨部

解剖学

起点：从胸骨缘，第 2~7 肋的肋软骨和腹斜肌的腱膜。这两个部分通常还可再分为胸大肌肋骨部和胸大肌腹部。在这里，它们被归入术语胸大肌胸骨部。

走行：向外和向颅侧会聚。在这种情况下，尾侧肌纤维位于胸大肌锁骨部下方深层。

止点：在肱二头肌沟外侧边缘处的肱骨大结节嵴。

功能

肱骨轻微伸展（从屈曲位置）、内收和内旋。肩部的前屈和下降。

弱征：肩胛骨回缩，肩部表现出相对靠后，略高。

测试

位置：仰卧位、站立位或坐位，肘关节伸展，肩关节屈曲 90° 并完全内旋（拇指指向尾侧）。在非常强壮的患者中，可以将肩关节外展至 30° 和屈曲 120° 作为起始位置。

测试接触：前臂远端。

固定：在对侧的髂前上棘（对于胸大肌肋骨部）或在对侧肩部（对于胸大肌胸骨部）。站立位测试时，测试者用非测试手稳定患者胸廓以防止旋转。

患者：将伸展的手臂横拉过胸廓（胸骨部），以及朝对角线拉向对侧肘部（肋骨部和腹部）。

测试者：完全按照特定测试矢量的方向与患者对抗。

测试中的错误和预防措施：当患者屈曲肘关节时，会募集肱二头肌。

运动神经支配：C6~C8 和 T1
内脏体壁反射（TS 线）：T8
器官关系：肝脏
经络关系：肝经
营养关系：维生素 A、抗脂肪肝因子（如胆碱）、肌醇、蛋氨酸、复合维生素 B、水飞蓟素、柴胡皂苷

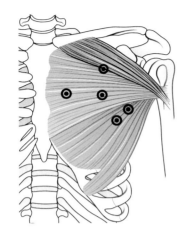

图 2.414　胸大肌胸骨部和肋骨部，解剖学示意图

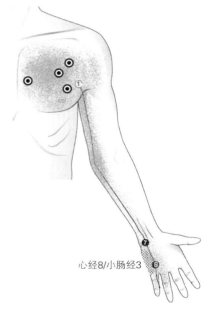

心经8/小肠经3

图 2.416　胸大肌胸骨部和肋骨部，牵涉痛和远端有效穴位

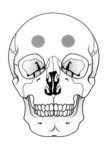

图 2.415　胸大肌胸骨部和肋骨部，神经血管反射点（NV）

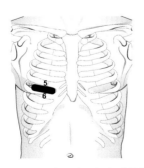

图 2.417　胸大肌胸骨部和肋骨部，神经淋巴反射点（NL）前侧

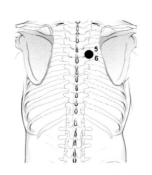

图 2.418　胸大肌胸骨部和肋骨部，神经淋巴反射点（NL）后侧

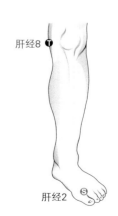

肝经8

肝经2

图 2.419　胸大肌胸骨部和肋骨部，引流点（S），导入点（T）

肌筋膜综合征

拉伸测试： 患者的手臂外旋、外展并伸展（向背侧引导）。

PIR： 最好在仰卧位下以上述拉伸位置开始。不同的外展角度重点拉伸不同的纤维束。

鼓励患者在吸气时轻轻抬起手臂以抵抗重力。在呼气时手臂依靠重力下降。治疗师可以根据增加的肌肉长度稍微拉伸。

卡压因素： 由于乳房组织附着在胸大肌表面，乳房上部的淋巴回流至锁骨下淋巴结，乳房病变可引起相关淋巴管堵塞，导致乳房水肿和疼痛敏感。

这可能会引起不适，特别是对于乳房过大的女性，会导致肩部淋巴液潴留，也会导致胸肌缩短。

典型相关疾病

肌筋膜疾病，肩部触发点，可存在假阳性。

躯体内脏和内脏体壁关系： 第 5 肋和第 6 肋之间右侧胸大肌的触发点可导致室上性和室性期前收缩（Travell und Simons，1983）。

卡压点： 肋锁综合征可能出现卡压。

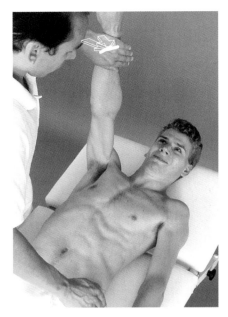

图 2.420　胸大肌的测试，肋骨部，同时稳定对侧骨盆

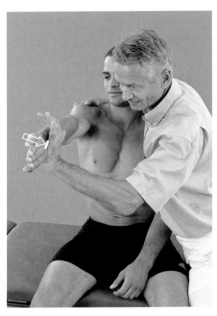

图 2.422　坐位胸大肌胸骨部的测试。关键点是稳定患者胸廓。对于强壮的患者，建议从另一侧进行测试

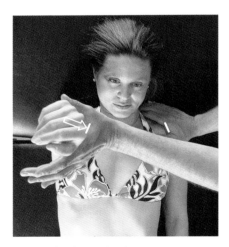

图 2.421　测试胸大肌，胸骨部

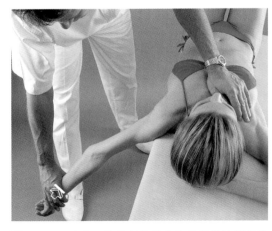

图 2.423　胸大肌胸骨部的拉伸和等长收缩后放松（PIR），收缩期

胸小肌

解剖学
起点：第 3~5 肋软骨边界附近。
走行：位于胸大肌深层。纤维向颅侧和外侧汇聚。
止点：肩胛骨喙突。

功能
拉动肩胛骨向前，肩胛骨固定时，可上提肋骨辅助吸气。
弱征：肩部向后旋转并稍微抬高。

测试
位置：仰卧位，肘关节完全伸展时最大限度地外旋和内收肩关节，可使前臂大致移位至脐部上方。肩部向前，从床面抬起。手掌向前。
测试接触：从患者肘部背侧下方至前臂远端中间。测试者另一只手放在患者肩上。
患者：用最大力将前臂按向脐部，同时肩部向前抬起。
测试者：保持将前臂向前（弧形运动），与患者对抗。肩膀上的手向后推。这是根据 Beardall 改良的可行测试。
测试中的错误和预防措施：在根据 Beardall 进行的测试中，必须注意肱骨完全外旋，否则胸大肌胸骨部的协同作用可能过于明显。

根据 Kendall（1983）进行的测试
患者仰卧并上抬肩部，即将肩部抬离床面。测试者测试手接触肩前部。
要求患者全力向前推肩部，以抵抗测试者向后的阻力。
这种测试在实践中尚未得到证实，因为它不能充分测试出胸小肌的低反应性。

肌筋膜综合征
拉伸测试：根据 Wright 的过度外展测试。仰卧位，手臂最大限度地外展和伸展肩关节，使肩胛骨向后旋转。因此，肩关节必须可自由活动。在这个位置，手臂保持外旋，胸大肌也同时被拉伸。
缩短征：悬肩并向前拉。
PIR：从拉伸位置开始，要求患者在吸气时略微向屈曲和内收方向推动肩关节，即前伸手臂和肩部。在放松期间，操作者稍微拉伸。
卡压因素：胸小肌综合征。这种情况发生在长时间上肢上举过头工作的人身上。感觉异常发生在前臂和手部区域，静脉充血征较少见，如前斜角肌综合征。

典型相关疾病
特别相关的是肌肉紧张和缩短状态，这种状态经常发生在随意且不正确姿势中（如胸椎过度后凸，形成驼背、肩部内旋姿势）。这导致头部区域和腹部（胸导管）的肌筋膜淋巴引流障碍。
卡压点：斜角肌综合征、肋锁综合征。

运动神经支配：胸前内侧神经（C6~C8 和 T1）
营养关系：锌、铜、抗氧化剂

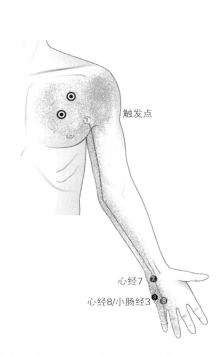

图 2.424　胸小肌，牵涉痛和远端有效穴位

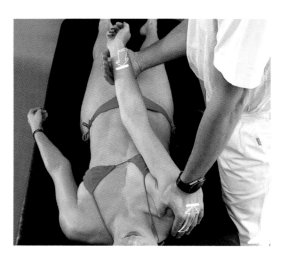

图 2.425　胸小肌测试

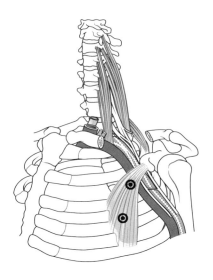

图 2.426　胸小肌，解剖学示意图

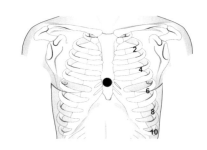

图 2.427　胸小肌，神经淋巴反射点（NL）

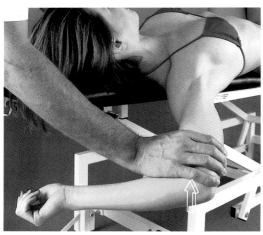

图 2.428　胸小肌，拉伸和等长收缩后放松（PIR），吸气并收缩

腓骨长 / 短肌

解剖学

起点

腓骨长肌：腓骨头和腓骨外侧面近端 2/3，肌间隔和小腿筋膜。

腓骨短肌：腓骨外侧面远端 2/3 和相邻的肌间隔。

走行：腓骨长肌位于腓骨短肌的浅层。

腓骨长肌和腓骨短肌自趾伸肌和胫骨前肌的肌间隔隔开，后面由比目鱼肌和腓肠肌的肌间隔隔开。

止点

腓骨长肌：第 1 跖骨底和内侧楔骨的外侧。

腓骨短肌：第 5 跖骨粗隆。

功能

足内旋和跖屈。步行时有助于足外侧平衡和足部稳定。它们控制运动而不是积极参与运动（Travell und Simons，1992）。

弱点：行走时足内翻。

测试

位置：患者仰卧，测试者站在床尾。

为了测试左侧的腓骨长 / 短肌，右手从外侧握住患者前足下方，并使其跖屈和内旋，即外翻。

又或者，可以站在待测试肌肉对侧的床尾来进行腓骨长 / 短肌的测试。为了测试左侧腓骨长 / 短肌，测试者用右手从外侧足底抓住患者前足，并使足部最大跖屈、内旋和外翻。两个测试固定手都位于跟骨内侧。

测试接触：从外侧接触患者的前足掌。

固定：内侧跟骨。

患者：用力向外和向下按压足部。

测试者：由外翻向内翻、由跖屈向背伸方向用力与患者的动作对抗。

测试中的错误和预防措施：必须严格遵循所描述的测试矢量。测试应避免在接触点引起疼痛。

运动神经支配：腓浅神经（L4、L5、S1）
肋泵区：ICR，肋横突关节（第 3、4、8、9 肋）
器官关系：膀胱
经络关系：膀胱经
营养关系：维生素 A、含维生素 B₁ 为主的复合维生素 B、钾
脊源性反射 – 支配：L5

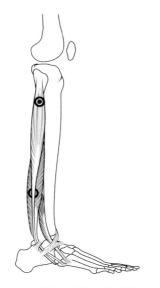

图 2.429　腓骨长 / 短肌，解剖学示意图

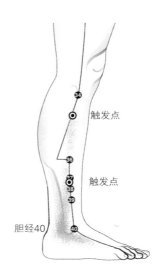

图 2.432　腓骨长 / 短肌，牵涉痛，局部点和远端有效穴位

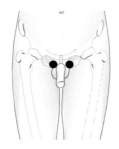

图 2.430　腓骨长 / 短肌，神经淋巴反射点（NL）前侧

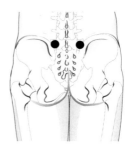

图 2.433　腓骨长 / 短肌，神经淋巴反射点（NL）后侧

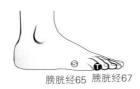

图 2.431　腓骨长 / 短肌，引流点（S），导入点（T）

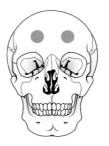

图 2.434　腓骨长 / 短肌，神经血管反射点（NV）

肌筋膜综合征

拉伸测试：足背伸和旋后（内翻）。

PIR：从拉伸位置开始，患者轻轻用力向跖屈和外翻方向上推 7~10 秒。在呼气期间治疗师轻轻拉伸。

卡压因素：腓浅神经（对于腓骨长 / 短肌）和腓深神经（对胫骨前肌、趾长伸肌、踇长伸肌、第三腓骨肌和趾短伸肌）以弧形围绕在腓骨头远端和腓骨长肌起点尾侧的腓骨周围。腓骨长肌在紧张和缩短时，由于腓总神经（即腓浅神经和腓深神经）卡压会导致所涉及肌肉的功能障碍和第 1 和第 2 跖骨之间的足背区域感觉异常。

典型相关疾病

踝关节不稳，有旋后损伤倾向。这些肌肉的无力可能与胫腓韧带损伤和胫骨腓骨分离有关。需要加强这两块肌肉。

卡压点：第三腓骨肌综合征、梨状肌综合征、腓管综合征。S1 神经根（椎间孔 L5 / S1）的病变也会导致腓骨长 / 短肌无力（Patten，1998；Walther，2000）。

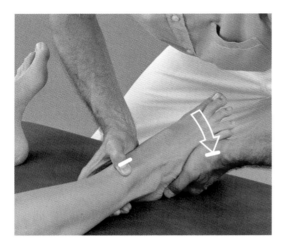

图 2.435   腓骨长 / 短肌测试

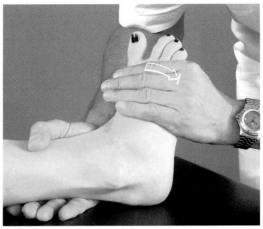

图 2.437   腓骨长 / 短肌拉伸和等长收缩后放松（PIR），收缩期

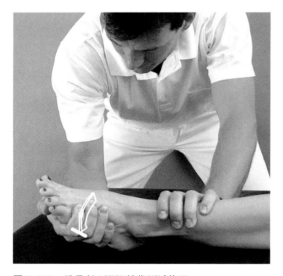

图 2.436   腓骨长 / 短肌替代测试位置

第三腓骨肌

解剖学

起点：腓骨前表面的远端 1/3，小腿骨间膜和邻近的肌间隔。

走行：可以认为是趾长伸肌的一部分。像趾长伸肌一样位于前肌间隔，它的肌腱像其他踝背伸肌群的肌腱一样走行在外踝前面。

止点：第 5 跖骨底的背面。

功能

足内旋和背伸。行走时，在抬起足跟时从外侧稳定足。

弱征：行走时足内翻。

测试

位置：测试者坐在或站在治疗床尾。

测试接触：测试者的右手从背侧和外侧抓住患者的前足，使其背伸和内旋。

固定：从内侧固定足跟。

患者：用足够的力量外翻和背伸。

测试者：保持从背伸和外翻向跖屈和内翻方向用力。

测试中的错误和注意事项：必须严格遵守测试位置和测试矢量。测试手和固定手不应引发疼痛。

肌筋膜综合征

拉伸测试：将足置于内翻和跖屈位。

PIR：从拉伸位置开始，患者在吸气时轻轻将足部推向背伸和外翻 7 秒。在呼气时，治疗师向内翻和跖屈位轻轻牵拉。

典型相关疾病

外侧踝关节不稳。骰骨外侧病变可能与第三腓骨肌无力有关。在测试期间对骰骨内侧进行持续刺激可揭示这种关系。

卡压点：L5 以及 S1 神经根综合征，髂腰韧带综合征，梨状肌综合征，腓管综合征。

运动神经支配：腓深神经（L5、S1）
肋泵区：ICR，肋横突关节（第 3、4、8、9 肋）
器官关系：膀胱
经络关系：膀胱经
营养关系：维生素 A、含维生素 B_1 为主的复合维生素 B、钾
脊源性反射 – 支配：L1、L3

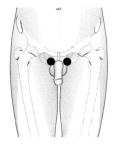

图 2.438　第三腓骨肌，神经淋巴反射点（NL）前侧

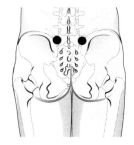

图 2.439　第三腓骨肌，神经淋巴反射点（NL）后侧

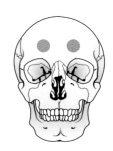

图 2.440　第三腓骨肌，神经血管反射点（NV）

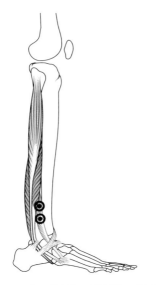

图 2.441   第三腓骨肌，解剖学示意图

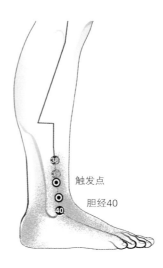

图 2.444   第三腓骨肌，牵涉痛，局部点和远端有效穴位

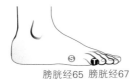

膀胱经65 膀胱经67

图 2.442   第三腓骨肌，引流点（S），导入点（T）

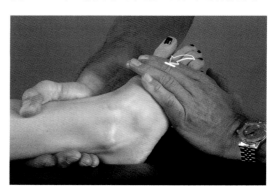

图 2.445   第三腓骨肌的拉伸和等长收缩后放松（PIR），收缩期

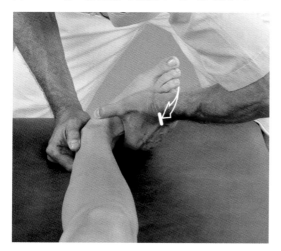

图 2.443   第三腓骨肌的测试

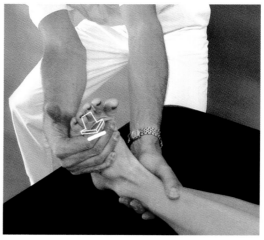

图 2.446   第三腓骨肌替代测试位置

梨状肌

解剖学

起点：骶骨前表面（第 1~4 骶椎）、骶髂关节囊和骶棘韧带。

走行：向外穿过坐骨大孔。

止点：股骨大转子内侧的颅侧面上。

功能

根据 Travell 和 Simons（1992）的观点，在髋关节中立位时梨状肌主要是髋关节外旋肌。根据 Frick、Leonhardt 等人（1992b）的观点，梨状肌在站立位时，还具有外展髋关节的辅助功能。在髋关节屈曲 90° 时，梨状肌主要是髋外展肌（Travell und Simons，1992）。

在髋关节屈曲超过 110° 时，梨状肌变成了内旋肌（Travell und Simons，1992）。

梨状肌可稳定骶髂关节，防止在步行中股骨过度内旋并将股骨头稳定在髋臼中。梨状肌还协助髋关节伸展。

弱征：股骨内旋，特别是在步行周期的摆动相。

仰卧位测试

这个测试是在髋关节中度屈曲时测试外展功能和少许外旋功能的组合测试。该测试对梨状肌具有针对性。

位置：股骨屈曲不超过 90° 并外展 45°~60°，膝关节屈曲 90°。患者测试时可抓住治疗床沿。

测试接触：用一只手从外侧固定膝关节（这是实际的测试手），另一只手从内侧固定小腿远端。

患者：将膝关节向外推以外展髋关节。

测试者：必须沿着外展弧线的矢量与患者对抗。这是髋关节屈曲时肌肉的主要功能。小腿只需保持稳定，即不主动对抗外旋。

测试中的错误和预防措施：在测试开始时缺乏股骨外展。过度外旋会募集闭孔内肌和闭孔外肌。股骨屈曲不可超过 90°，因为梨状肌在髋关节屈曲 110° 时将转变为内旋肌。患者必须避免旋转骨盆。

坐位测试

起始位置与仰卧位相同。确保股骨屈曲不超过 90° 并外展约 45°。测试的重点在于外展。必须更加注意坐位时患者良好的稳定性。

俯卧位测试

测试梨状肌和相对短的髋外旋肌的外旋功能，前者无法从中分离测试。股骨处于中立位，梨状肌主要是髋外旋功能和少许外展功能。

位置：膝关节屈曲约 90°，股骨稍微外展并最大限度地外旋，即足向内侧移动。

测试接触：右手从内侧接触小腿远端（测试左侧时）。

固定：左手从外侧固定膝关节。

患者：将小腿用全部力量压向测试者的右手。

测试者：保持小腿远端向内旋，与患者动作对抗，并从外侧固定膝关节。

运动神经支配：骶丛（L5、S1、S2）
内脏体壁反射（TS 线）：L5
器官关系：性腺
经络关系：心包经（循环－生殖）
营养关系：维生素 A、维生素 B₃、维生素 C、维生素 E、多不饱和脂肪酸、锌、硒、镁
脊源性反射－支配：L5

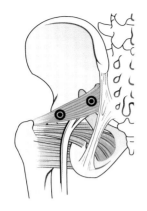

图 2.447 梨状肌，解剖学示意图

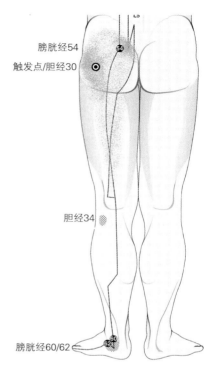

膀胱经54

触发点/胆经30

胆经34

膀胱经60/62

图 2.449 梨状肌，牵涉痛和远端有效穴位

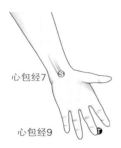

心包经7

心包经9

图 2.448 梨状肌，引流点（S），导入点（T）

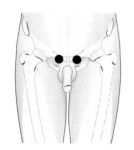

图 2.450 梨状肌，神经淋巴
反射点（NL）前侧

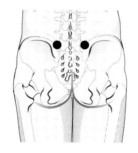

图 2.451 梨状肌，神经淋巴
反射点（NL）后侧

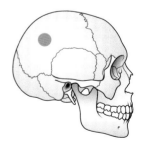

图 2.452 梨状肌，神经血管
反射点（NV）

肌筋膜综合征

拉伸测试： 在俯卧位，膝关节屈曲 90°，股骨内旋（小腿向外移动）。

该测试也可以在仰卧位进行，股骨屈曲至 90°，然后向后方轴向加压，以防止骨盆抬起。此外，小腿向外移动使得髋关节内旋并因此使梨状肌产生额外拉伸。

PIR： 患者被要求仰卧位或俯卧位，从拉伸位置开始，在保持吸气的同时在功能方向上收缩梨状肌。在呼气期间，在拉伸位置上稍微拉伸。

卡压因素： 肌肉紧张可导致坐骨大孔区域出现卡压状况。这会影响臀上神经和臀下神经、坐骨神经和阴部神经。这可能导致臀大肌、臀中肌、臀小肌和阔筋膜张肌的功能障碍以及会阴和生殖器区域的疼痛。

腘绳肌、胫骨前肌和胫骨后肌、腓骨肌群和足部肌肉也可能受到影响。

臀大肌的无力反过来导致梨状肌（拮抗放松障碍或肌筋膜病变）的收缩增加，这可能会形成恶性循环。

典型相关疾病

根据 SOT，梨状肌的失衡总是发生在 1 类和 2 类盆腔病变中。梨状肌与骨盆肌一样，双侧功能缺陷提示盆腔器官功能紊乱。

卡压点： S1 神经根综合征［椎间盘侧向突出 / 脱出（L5 / S1）］、髂腰韧带综合征。在这里，L5 神经根在通过腰骶管时会受到刺激。

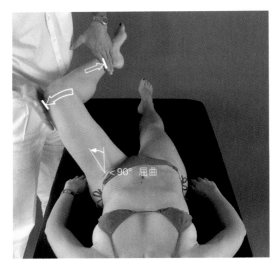

图 2.453   仰卧位梨状肌的测试

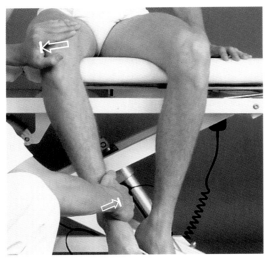

图 2.455   坐位梨状肌的测试

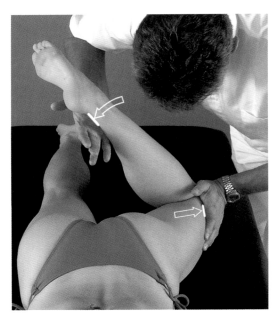

图 2.454   俯卧位梨状肌的测试

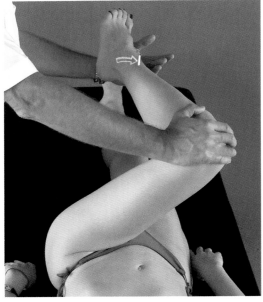

图 2.456   梨状肌拉伸和等长收缩后放松（PIR），收缩期

腘肌

解剖学

起点： 股骨外侧髁，膝关节囊背侧，外侧半月板和腓骨头。

走行： 来自股骨外侧髁起点的肌腱在外侧副韧带深层走行。肌肉呈扇形向内侧和尾侧散开。

止点： 胫骨后侧面。

功能

股骨固定时使胫骨内旋。站立位时，即小腿固定时外旋大腿。它充当膝关节的屈肌，此功能发挥作用，特别是在站立负重稳定时可防止末端旋转和膝关节不同程度的过度伸展。当屈曲膝关节时，肌肉将外侧半月板拉入屈曲位置。在行走足跟着地时，通过肌肉收缩可以稳定膝关节并吸收冲击负荷。

弱征： 膝关节过度伸展。

测试

位置： 坐位、仰卧位或俯卧位时膝关节屈曲 90°，足最大限度地内旋，即足与胫骨成 90° 角内翻。

测试接触： 患者的前足底。

固定： 跟骨和踝的外侧平面。

患者： 用全力将前足向内压入测试者手中。

测试者： 保持在外旋方向上与患者对抗。如果在测试期间胫骨粗隆向外旋转，则认为存在腘肌无力。

如果胫骨粗隆在测试期间没有发生这种运动并且出现足外翻，则说明踝关节缺乏稳定性。然后必须测试胫骨后肌。

测试中的错误和预防措施： 要区分胫骨后肌无力和踝关节稳定性不足的问题，重要的是避免触发足跟或踝关节区域的疼痛。同样，不要挤压前足，因为这会人为地导致无力。

运动神经支配： 胫神经（L4、L5、S1）
内脏体壁反射（TS 线）： T4
肋泵区： ICR，肋横突关节（第 4 肋）
器官关系： 胆囊
经络关系： 胆经
营养关系： 维生素 A，必需脂肪酸
脊源性反射 – 支配： L4

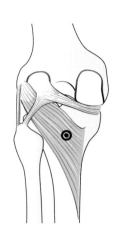

图 2.457　腘肌，解剖学示意图

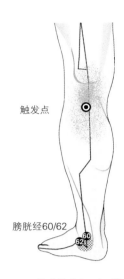

触发点

膀胱经60/62

图 2.458　腘肌，肌筋膜综合征，远端有效穴位

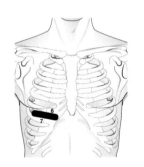

图 2.459　腘肌，神经淋巴反射点（NL）前侧

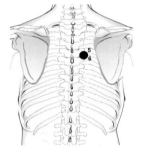

图 2.460　腘肌，神经淋巴反射点（NL）后侧

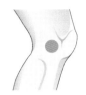

图 2.461　腘肌，神经血管反射点（NV）

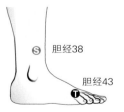

胆经38

胆经43

图 2.462　腘肌，引流点（S），导入点（T）

肌筋膜综合征

拉伸测试： 在仰卧位，膝关节伸展（足跟从床面稍微抬起），小腿外旋至最大限度。髋关节同时外旋到最大限度。可以分别在髋关节的外旋角度和膝关节屈曲 90° 时的髋关节总外旋角度下测试进行比较。

PIR： 从拉伸位置开始，在吸气期间将小腿轻微压向内旋，而呼气时则向外旋方向上拉伸。

典型相关疾病

慢性膝关节不稳，膝关节术后难以康复。

卡压点： L5 神经根综合征（椎间孔 L5 / S1，椎间孔 L4 / L5），髂腰韧带综合征，梨状肌综合征。

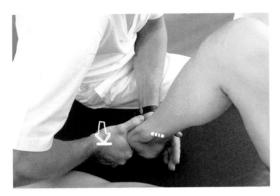

图 2.463   仰卧位腘肌的测试

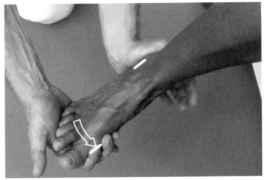

图 2.465   坐位腘肌的测试

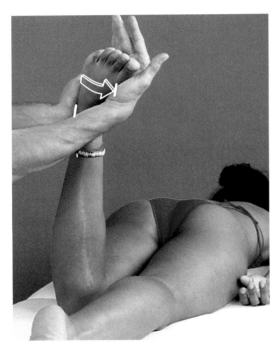

图 2.464   俯卧位腘肌的测试

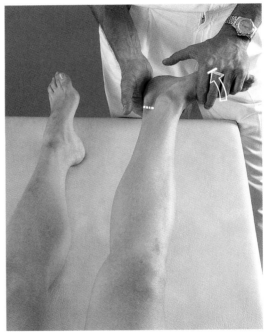

图 2.466   腘肌，等长收缩后放松（PIR），收缩期

旋前方肌

解剖学

起点：尺骨的尺侧和掌侧面远端的 1/4。

走行：前臂掌侧最深的肌肉层。

止点：桡骨的桡侧和掌侧面远端的 1/4。

功能

前臂旋前。

弱征：手臂悬挂时旋后位置增加。

测试

位置：前臂保持在完全屈曲位置并旋前。

测试接触：前臂远端。

固定：一只手稳定肱骨远端。或者，可以由测试者用双手握住患者前臂的远端。这种抓握通常更稳定。

患者：用最大力手臂旋前。

测试者：保持向旋后方向上与患者对抗。

测试中的错误和预防措施：测试手触发疼痛。由于必须用相当大的力对抗患者的动作，如果测试者用双手掌和手指交叉包绕前臂远端，形成更大接触面积进而有更强大的测试力，可能有利于避免疼痛。

肌筋膜综合征

拉伸测试，PIR：仅适用于旋前圆肌（见相应章节）。

卡压点：旋前圆肌综合征中，当正中神经在尺骨和桡骨头之间旋前圆肌管道滑动时，会引起正中神经的激惹。其他显示有功能障碍的肌肉是拇长屈肌和指深屈肌（示指和中指）以及鱼际肌群（除了拇收肌和拇短屈肌的深部头）。

C7 神经根综合征（椎间孔 C6 / C7）。斜角肌综合征、肋锁综合征和胸小肌综合征（均可参照胸廓出口综合征）可能是造成近端卡压的原因。

典型相关疾病

肌肉功能障碍和屈肌支持带的相应拉伸可能导致腕管综合征。治疗方法包括起止点治疗（参见 Garten，2012，kap. 10）。

运动神经支配：正中神经（C6~C8、T1）
器官关系：胃
经络关系：胃经
营养关系：钙、镁、铁、磷酸酶、维生素 B_5、多不饱和脂肪酸

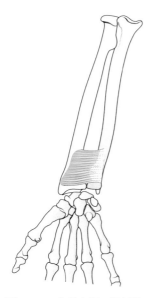

图 2.467 旋前方肌，解剖学示意图

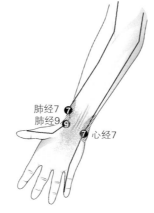

肺经7
肺经9
心经7

图 2.468 旋前方肌，触发点和牵涉痛

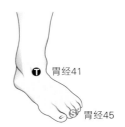

胃经41
胃经45

图 2.469 旋前方肌，引流点（S），导入点（T）

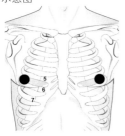

图 2.470 旋前方肌，神经淋巴反射点（NL）前侧

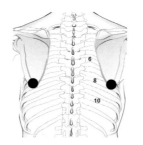

图 2.471 旋前方肌，神经淋巴反射点（NL）后侧

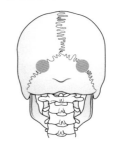

图 2.472 旋前方肌，神经血管反射点（NV）

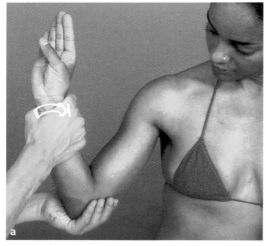

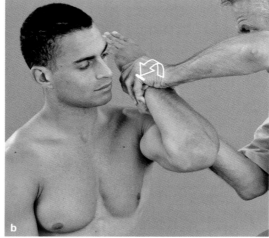

图 2.473 旋前方肌的测试

旋前圆肌

解剖学

起点

肱侧头：肱骨内上髁前面，肌间隔和前臂深筋膜。

尺侧头：尺骨冠突内侧缘。

走行：位于桡侧腕屈肌的桡侧，与其在同一肌肉层。

止点：在桡骨中间的外侧面。

功能

前臂旋前，参与肘关节屈曲。

弱征：手臂旋后增加。

测试

位置：前臂屈曲 45°并完全旋前。

测试接触：一只手握住患者前臂远端，或者，可以由测试者用双手握住患者前臂的远端。这种抓握通常更稳定。

固定：另一手固定肘部。

患者：患者前臂旋前。

测试者：保持向旋后方向上与患者对抗。

测试中的错误和预防措施：测试手与前臂远端接触可能会引起疼痛。在某些情况下，双手手掌和手指交叉钳握可以更有力，同时可减少疼痛。

肌筋膜综合征

拉伸测试：肘关节旋后和伸展，有缩短和活跃触发点时这会导致疼痛放射。

PIR：从拉伸测试位置开始，要求患者在吸气时将前臂旋前，测试者朝旋后进行固定。在呼气期间，略微朝旋后和伸展方向上拉伸。

卡压因素：旋前圆肌综合征，其中旋前圆肌远端，即正中神经所支配的肌肉指深屈肌（第二和第三指）、拇长屈肌、旋前方肌和拇指大鱼际肌会出现功能障碍。旋前圆肌综合征可能会抑制旋前方肌，从而导致腕管综合征。

典型相关疾病

卡压征：C7 神经根综合征（C6 / C7 椎间孔），C6 神经根综合征（C5 / C6 椎间孔）；斜角肌综合征、肋锁综合征和胸小肌综合征。其他由正中神经支配的肌肉（桡侧腕屈肌、掌长肌、指浅屈肌和指深屈肌、拇长屈肌、旋前方肌，以及除拇收肌和拇短屈肌深部头外的拇指鱼际肌）都有功能障碍。

运动神经支配：正中神经（C6、C7）
器官关系：胃
经络关系：胃经
营养关系：钙、镁、铁、磷酸酶、多不饱和脂肪酸、维生素 B5

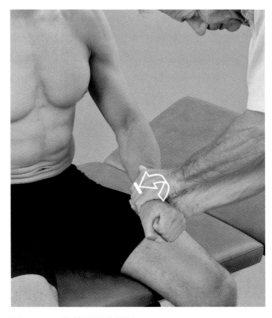

图 2.474　旋前圆肌的测试

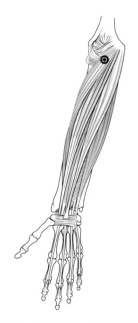

图 2.475　旋前圆肌，解剖学示意图

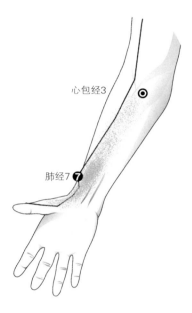

图 2.476　旋前圆肌，触发点，牵涉痛和远端有效穴位

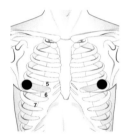

图 2.477　旋前圆肌，神经淋巴反射点（NL）前侧

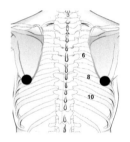

图 2.478　旋前圆肌，神经淋巴反射点（NL）后侧

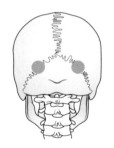

图 2.479　旋前圆肌，神经血管反射点（NV）

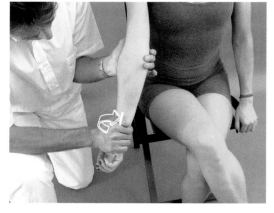

图 2.480　旋前圆肌等长收缩后放松（PIR），收缩期

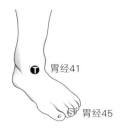

图 2.481　旋前圆肌，引流点（S），导入点（T）

腰肌

解剖学

起点：T12~L5 椎体和其椎间盘；L1~L5 的横突。

走行：构成肾脏的背侧覆盖层或滑面，外侧为盲肠，内侧为乙状结肠。越过耻骨上支。

止点：在股骨小转子的后内侧面。

功能

股骨的屈曲和内收；髋关节在中立位轻微内旋（Palastanga，Field et al，1989；Schiebler，Schmidt et al，1999）。在髋关节屈曲和外展位，腰肌具有轻微的外旋作用（Walther，2000；Kendall und Kendall，1983；Travell und Simons，1983），此时止点将接近轴心（参见 M. iliacus）。腰肌和髂肌合称髂腰肌，主要作用是作为髋关节屈曲 30° 后的主要髋屈肌（Travell und Simons，1992）。

站立位（止点为固定点）：腰椎向同侧屈和对侧旋转。

弱征：短步，在行走时小腿明显表现出"踢"的动作，由于腹斜肌的活动，骨盆旋转到无力的对侧。

单侧无力的情况下：腰椎同侧凸，髂骨朝前（长腿）。

双侧无力的情况下：腰椎曲度变直。

仰卧位测试

测试腿膝关节伸展 0° 并髋外展 30°、屈曲约 40° 且完全外旋。在开始测试之前必须由测试者从小腿远端上面将腿摆好位置。

固定：对侧的骨盆。

测试接触：从腹侧和内侧抓住大腿，将腿保持在测试位置。

患者：在屈曲和内收方向上，向上和向内对抗测试者的手。

在某些情况下，必须对运动过程进行"预示运动"。在较虚弱的患者中，测试时可以在膝关节水平接触。

坐位测试

髋关节屈曲约 90°，外展 20° 并外旋（足部向内）。患者在中立位使腰椎保持直立（无屈曲或过度前凸）。患者可以双手放在床面上支撑。

固定：对侧肩部。

患者：从该测试位置将膝关节向对侧肩部上抬。

测试者：保持向下、向外压，与患者对抗。

注意：在腰椎功能性脊柱侧凸患者中，可能需要测试肌肉的不同纤维部位。如果脊柱侧凸发生在上腰椎，则仅将腿外展 20° 以测试颅侧肌纤维。测试尾侧纤维的话（下腰椎的脊柱侧凸），腿的外展要超过 30°。

测试中的错误和预防措施：腿部外旋不足，骨盆稳定性不足（骨盆旋转）。患者膝关节未完全伸展。必须避免因足部区域测试手的接触而激惹膝关节以及踝关节。

距骨固定术（半脱位）与腰肌无力有关。因此，测试手接触足引起足部的过度内旋（扁平外翻足）可能会导致腰肌测试出现人为性无力。

运动神经支配：腰丛（L1~L4）
内脏体壁反射（TS 线）：T11、T12
肋泵区：ICR，肋横突关节（第 4、7、12 肋）
器官关系：肾脏
经络关系：肾经
营养关系：维生素 A、维生素 E、水
脊源性反射 – 支配：L1~L5

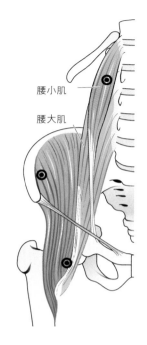

图 2.482　腰肌，解剖学示意图

腰小肌

腰大肌

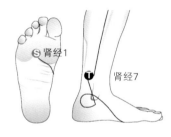

图 2.483　腰肌，引流点（S），导入点（T）

肾经1

肾经7

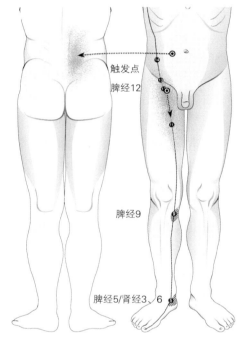

图 2.484　腰肌，牵涉痛和远端有效点

触发点

脾经12

脾经9

脾经5/肾经3、6

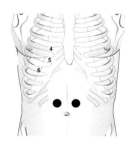

图 2.485　腰肌，神经淋巴反
射点（NL）前侧

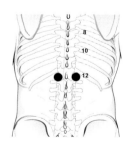

图 2.486　腰肌，神经淋巴反
射点（NL）后部

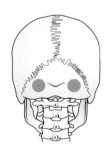

图 2.487　腰肌，神经血管反
射点（NV）

肌筋膜综合征

拉伸： 在触发点存在的情况下，髂腰肌的拉伸会导致骶髂关节区域的疼痛。

患者仰卧位，臀部的一半在床的边缘。患者抱住对侧的膝关节并将它拉到腹部，以稳定后倾的骨盆。患者将测试腿膝关节屈并向地面下垂小腿。

如果大腿没有下降到水平面，但是小腿几乎垂直向下，说明存在髂腰肌的缩短。此外，如果膝关节屈曲角度减少，则表明股直肌紧张。如果腿部伸直时髋关节伸展不足，也可能由阔筋膜张肌缩短导致，在这种情况下，可以通过腿的 30° 外展和完全内旋来增加拉伸角度（Travell und Simons，1992）。

PIR： 在拉伸位置，患者吸气同时，膝关节略微抬起，而小腿放松下垂。这避免了股直肌的协同收缩。在呼气期间，腿部放松时的重量可用于拉伸，测试者可以轻微再拉伸。还可以利用测试者的腿抵在患者小腿内侧引起内旋。

如果股直肌同时存在严重缩短，则必须首先拉伸股直肌，或者测试者伸展患者膝关节，患者在吸气期间抬起腿，并且在呼气期间，测试者将腿降低以轻微地拉伸髂腰肌。

放松腰肌的另一种可能性是：患者仰卧位，治疗人员将触诊手指放在紧张的腰大肌上。然后，要求患者将足跟沿治疗床滑向臀部，接着再滑向远端，以屈曲–伸展髋关节使其放松。根据需要可多次重复。为了让腹壁更加放松并且腰肌上的触感能更强烈，所以将腿部被动地屈曲和伸展放松效果会更好。

卡压因素： 髂腹下神经、髂腹股沟神经、股外侧皮神经和股神经的卡压。这些神经在腰大肌的外侧缘处穿出，闭孔神经从腰大肌内侧缘穿出。生殖股神经穿过腰大肌肌腹部，有时也有髂腹下神经和髂腹股沟神经穿过。卡压会导致腹股沟、阴囊和大阴唇以及大腿腹侧的疼痛和感觉障碍。

股神经和生殖股神经在与肌肉一起离开骨盆处的肌腔隙处由于狭窄出现卡压。然而，这种狭窄很可能是由髂肌的痉挛引起，髂肌在这个区域仍然是肌肉，而腰肌已经进入其肌腱部分（Travell und Simons，1992；Lewit，1992）。

典型相关疾病

肾脏病变中的腰肌反应不足： 在相关器官肾脏（内脏骨科疾病障碍）的问题中，肌肉通常测试结果较弱。同样适用于所有腰椎疾病。在这种情况下，治疗师必须非常仔细地进行测试。通常只需检查患者是否可以将伸展的腿保持在测试位置即可。在有椎间盘问题时以及不正确的仰卧起坐姿势的情况下进行的腰肌测试可能导致椎间盘症状的加重。

双侧腰肌无力表示枕部僵硬。

腰肌张力过高经常发生在内脏疾病中。右侧回盲区或左侧乙状结肠区的激惹可导致腰大肌紧张性疼痛。这些可能会形成有右侧阑尾炎、左侧附件问题的假象。两侧都会引起腹股沟处的疼痛。

腰肌高张性会导致髂骨向后，这是因为肌肉位于骶髂关节的旋转轴线之前（Travell und Simons，1992）。距骨病变（关节固定术）与功能性腰肌无力相关。

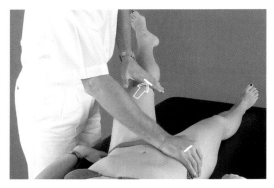

图 2.488　仰卧位腰肌测试

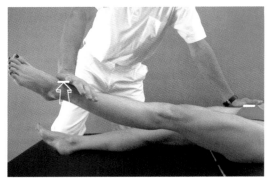

图 2.490　仰卧位腰肌测试

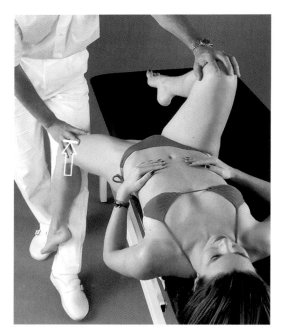

图 2.489　仰卧位腰肌测试

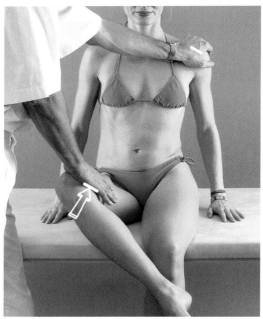

图 2.491　坐位腰肌测试

股方肌

解剖学

起点：坐骨结节的外侧边缘。

走行：髋关节外旋肌的最尾部。

止点：股骨转子间嵴。

功能

髋关节外旋和髋关节屈曲下外展。在髋关节的中立位，肌肉具有轻微的髋关节内收和伸展功能（Frick，Leonhardt et al，1992b）。

测试

该测试对于股方肌，具有特异性。

位置：髋关节内收 30°（足部向内侧移动）并向外旋，膝关节屈曲 90°。

固定：膝关节外侧面。

测试接触：小腿远端内侧。

患者：足向内侧压。

测试者：与患者保持对抗。

测试中的错误和预防措施：内收不足导致不能与其他髋外旋肌进行区分。

肌筋膜综合征

拉伸测试：患者仰卧位，髋关节最大限度屈曲、内收、内旋。难以针对股方肌进行单独的拉伸。参见梨状肌。

PIR：从拉伸位置开始，患者在吸气期间髋关节轻轻外展和外旋，呼气时稍微向内旋和内收方向拉伸。

典型相关疾病

髋部的外旋肌彼此间存在病变关系：单个肌肉可能受到起点/止点病变或椎骨病变的抑制。再则协同肌可能形成过劳性损伤。与其他拮抗肌一样，对侧肌可以发展成肌筋膜病变和缩短。

运动神经支配：骶丛［L5、S1、(S2)］
内脏体壁反射（TS 线）：L5
器官关系：生殖腺
经络关系：心包经（循环－生殖）
营养关系：维生素 B_3、维生素 E、多不饱和脂肪酸、锌、硒、镁
脊源性反射－支配：L5

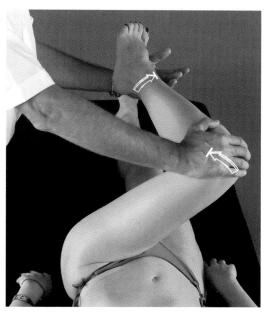

图 2.492　股方肌，髋外旋肌整体拉伸测试和等长收缩后放松（PIR）

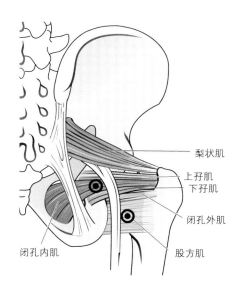

图 2.493　股方肌，解剖学示意图

梨状肌
上孖肌
下孖肌
闭孔外肌
闭孔内肌
股方肌

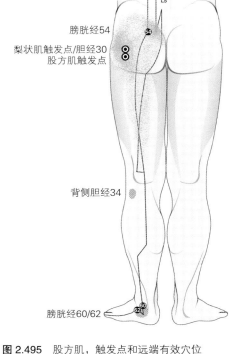

膀胱经54
梨状肌触发点/胆经30
股方肌触发点
背侧胆经34
膀胱经60/62

图 2.495　股方肌，触发点和远端有效穴位

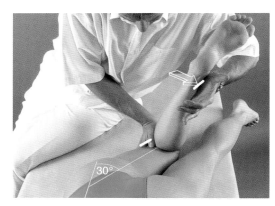

图 2.494　股方肌的测试

30°

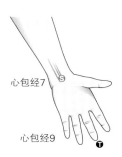

心包经7
心包经9

图 2.496　股方肌，引流点（S），导入点（T）

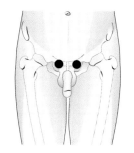

图 2.497　股方肌，神经淋巴
反射点（NL）前侧

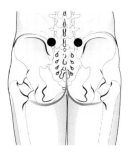

图 2.498　股方肌，神经淋巴
反射点（NL）后侧

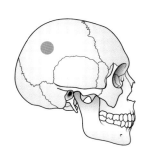

图 2.499　股方肌，神经血管
反射点（NV）

腰方肌

解剖学

起点：髂腰韧带、髂嵴内唇。

走行：背侧肌肉组织的最深层肌肉，类似于横向肌肉系统的侧向延续，但属于深层核心肌。

止点：在第 12 肋的下缘和 L1~L4 的横突。

功能

单侧收缩使腰椎同侧屈，胸廓向骨盆接近。在双侧共同作用中，可作为呼气的辅助肌。

弱征：腰椎向对侧旋转和侧屈。

测试

位置：患者仰卧位，双手握住床沿。将腿放置在偏向测试侧 30°~45° 处，使患者躯干处于侧屈状态（足部向右突出或向左突出）。

测试接触：测试者将患者小腿远端托在自己前臂上，并从测试侧的外侧抓住患者大腿。

固定：对侧骨盆的大转子区域。

患者：用力将腿拉向测试侧。

测试者：用测试手和固定手与患者腿部动作对抗。

测试中的错误和注意事项：患者缺乏稳定性，腿部抬离床面（变成腹斜肌后部纤维的测试）。在测试期间，患者不应旋转骨盆。

肌筋膜综合征

拉伸测试：患者坐位，测试者站在患者身前，将膝关节放在患者骨盆旁。患者将待测试肌肉一侧手臂抬高举过头顶。测试者将患者的躯干侧屈到他的大腿上，同时固定测试侧的骨盆。这个动作可产生屈曲的成分引起额外地拉伸。

PIR：从拉伸姿势开始，要求患者吸气并用眼睛向上看。这导致了腰方肌的最小收缩。在呼气期间，测试者通过手臂杠杆轻轻地拉伸腰方肌。

典型相关疾病

脊柱侧凸，导致腰方肌张力过高。因臀大肌无力，所以腰方肌产生反应性的缩短和触发点。这导致椎间盘负荷不当、椎体小关节面受压和相应的骨盆病变。骶髂关节激惹可引起第 12 肋肌肉止点附近出现疼痛点。

实际上，腿长差异都会伴有腰方肌的失衡。骨盆高的一侧是腰椎凹的一侧，这一侧的腰方肌相对于对侧是缩短的。

根据 SOT，在由于 I 类或 II 类骨盆病变导致的功能代偿性腰椎侧凸中，应用肌动学的重点主要在于评估肌力下降的肌肉。功能失调的一侧腰方肌，通常存在髂骨旋后引起的功能性短腿特征。对侧腰方肌可能会出现高张性和相应的触发点。必须使用内脏躯体系统的 7 个因素来治疗功能性肌肉无力（徒手测试中的低反应），这些因素可以纠正骨盆病变。只有这样，对侧腰方肌的高张性才会放松，触发点才能被移除。

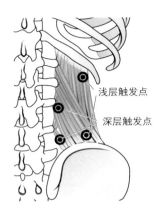

浅层触发点

深层触发点

图 2.500　腰方肌，解剖学示意图

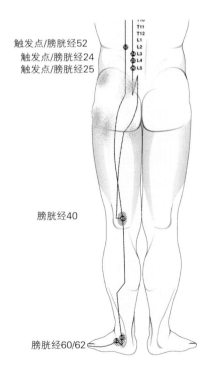

触发点/膀胱经52

触发点/膀胱经24

触发点/膀胱经25

膀胱经40

膀胱经60/62

图 2.501　腰方肌，牵涉性疼痛，远端有效穴位

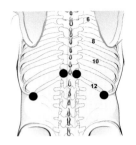

图 2.502　腰方肌，神经淋巴反射点（NL）

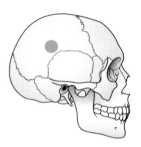

图 2.503　腰方肌，神经血管反射点（NV）

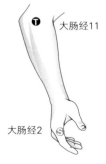

大肠经11

大肠经2

图 2.504　腰方肌，引流点（S），导入点（T）

如果患者双腿在解剖学上存在腿长差异，那么由于骶髂关节的结构应力，骨盆高的一侧可能会出现腰方肌的高张性僵硬和触发点。在这种情况下，只有在根据功能测试进行短腿一侧腿长的补偿（足跟抬高）后才能进行长期治疗。如果伴有固定的结构性脊柱侧凸，腿长差异的补偿会导致症状恶化，因为身体轴线将进一步偏离中线，不可能将身体直立起来，从而导致脊柱结构应力增加（Travell und Simons，1992）。

运动神经支配： 腰丛（T12~L3）
内脏体壁反射（TS 线）： L2
肋泵区： ICR，肋横突关节（第 11 肋）
器官关系： 阑尾
经络关系： 大肠经
营养关系： 维生素 A、维生素 C、维生素 E、共生生物
脊源性反射 – 支配： 胸椎，骶髂关节

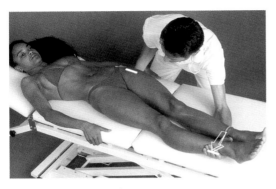

图 2.505　腰方肌的测试

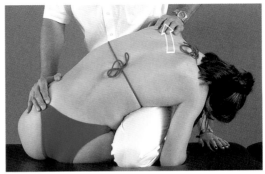

图 2.506　腰方肌等长收缩后放松（PIR），收缩期，吸气

股四头肌

解剖学

起点

股直肌：髂前下棘。

股中间肌：在股骨前表面的转子间线下方。

股外侧肌：大转子底和股骨粗线的外侧。

股内侧肌：转子间线的远端，股骨粗线内侧。

走行：形成大腿的腹侧轮廓。股中间肌完全被股直肌覆盖。

止点：越过髌骨，以髌韧带止在胫骨粗隆。

功能

股直肌：步行时，前足蹬离地面后，该肌肉是股骨向前运动的主要收缩肌。髋关节屈曲，膝关节伸展。

股内侧肌，骨中间肌和股外侧肌：它们共同作用将膝关节伸展。股内侧肌从内侧稳定髌骨，股外侧肌从外侧稳定髌骨。

弱征：由于髂骨向后旋转而导致肌肉无力（股直肌）一侧的骨盆下降，也可能会出现步长变短。

爬楼梯、站起和坐下困难：进行这些动作时身体向前移动，手臂用于支撑。

坐位股直肌测试（对髋关节的作用）

位置：大腿从床面抬起约一掌宽。

固定：固定同侧肩部以确保躯干的良好稳定性。

测试接触：大腿远端的上方。

患者：向上抬膝（朝向同一侧的肩部）

仰卧位股直肌测试

位置：髋关节屈曲 70°，最大 90°，膝屈曲 90°。

测试接触：膝关节近端。

固定：使用非测试手将对侧腿固定在床面上。

患者：将膝关节"拉向肩部"。

测试者：将膝关节朝向床面呈圆弧状运动，保持与患者动作对抗。

仰卧位替代测试（对髋关节和膝关节的作用）

位置：患者腿部保持在髋部屈曲 10°~15°，膝关节稍微屈曲。

固定：如果需要，固定另一侧的骨盆。

测试接触：小腿远端，如果可能的话，另一只手放到大腿的远端 1/3 处。

患者：向上推，膝关节略微屈曲。

测试者：保持一定力（长杠杆）与患者对抗，手在大腿上比在小腿上施加的阻力更大。

该测试应该与如下所述的股内侧肌斜部测试进行比较。

运动神经支配：股神经（L2~L4）
内脏体壁反射（TS 线）：T10
肋泵区：ICR、横横突关节（第 1、4、6、7、8 肋）
器官关系：小肠
经络关系：小肠经
营养关系：钙、复合维生素 B、维生素 D、益生菌、辅酶 Q_{10}
脊源性反射 - 支配
· 股直肌：L1
· 股外侧肌和股内侧肌：L2
· 股中间肌：L3

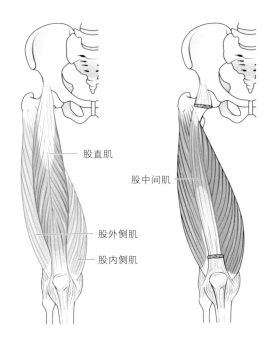

图 2.507　股四头肌，解剖学示意图

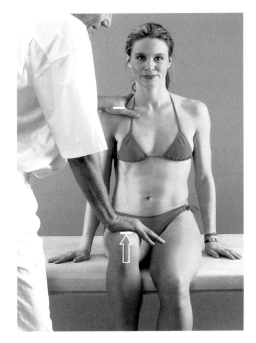

图 2.510　坐位股直肌测试

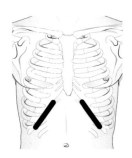

图 2.508　股四头肌，神经淋巴反射点（NL）前侧

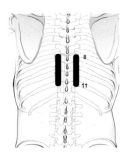

图 2.511　股四头肌，神经淋巴反射点（NL）后侧

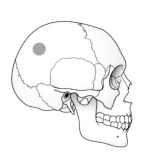

图 2.509　股四头肌，神经血管反射点（NV）

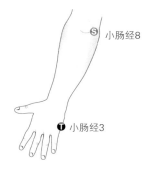

图 2.512　股四头肌，引流点（S），导入点（T）

坐位股外侧肌、股中间肌和股内侧肌，股直肌（对膝关节的作用）的测试

位置： 膝关节屈曲 45°，可用非测试手在治疗床边缘支撑腘窝。

测试接触： 小腿远端的腹侧面。

固定： 同侧肩部。

患者： 将脚向上抬以对抗测试者的阻力。

仰卧位整体测试

位置： 将未测试的腿屈曲约 45°，并将固定手放在膝关节上，待测试腿的腘窝放在治疗师前臂上。测试腿的膝关节屈曲 45°~60°。

患者： 将脚向上抬以对抗治疗师的阻力。

股内侧肌测试

位置： 髋关节内旋 15°。

测试接触： 小腿远端的腹侧和胫侧。按上述方式测试。

股内侧肌斜部的测试

存在髌股综合征的情况下，股内侧肌的远端部分的正常功能对患者尤为重要，因为它维持了髌骨在膝关节伸展位时内侧的稳定。根据 Shafer（口头交流）所修改的股内侧肌的斜部纤维测试如下所示。

在第一步中，必须检查坐位和卧位下股四头肌的正常功能，如上股直肌测试时所述，膝关节略微屈曲。

位置： 患者的腿部保持在髋关节屈曲 10°~15°、膝关节略微屈曲，来测试股直肌。

在第二步中，在膝关节完全伸展的情况下进行相同的测试。如果股内侧肌的斜部纤维存在功能障碍，当患者对抗测试者阻力向上伸展小腿至最大活动度时，将会表现出肌力减弱。髌骨在膝关节最大伸展时，内侧缺乏稳定，轴心向外偏移，从而引发激惹。

对完全伸展膝关节进行股四头肌功能测试具有相同的结论，但因为该肌群非常强壮，测试敏感性差。

股外侧肌测试

位置： 髋关节外旋 15°。

测试接触： 小腿远端的腹侧和腓侧。测试按照上述的股内侧肌测试进行。

测试中的错误和注意事项： 在卧位时将股直肌作为髋关节屈肌进行测试。当在髌骨颅侧缘处的止点处肌腱施加压力时，可以触发疼痛。由此引起高尔基腱器官和Ⅲ型关节感受器的刺激导致肌肉力量的下降。当应用与膝关节在髋关节屈曲中圆弧运动轨迹不相切的测试矢量时也会发生这种情况。

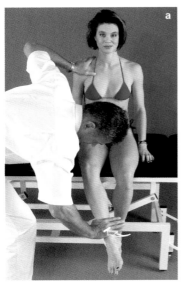
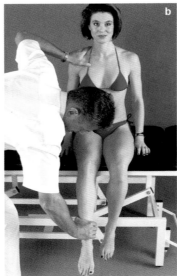
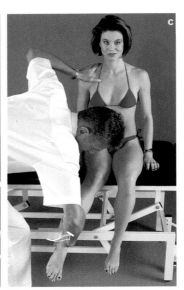

图 2.513   坐位测试：a）股外侧肌，b）整体股四头肌，c）股内侧肌

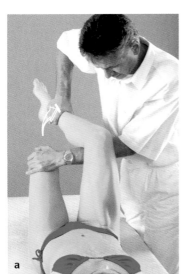
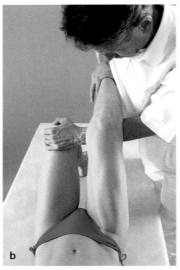
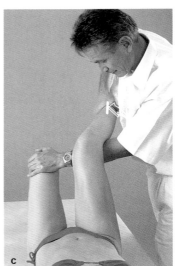

图 2.514   仰卧位测试：a）股外侧肌，b）整体股四头肌，c）股内侧肌

肌筋膜综合征

拉伸测试：通过在俯卧位，最大限度地屈曲膝关节而针对性地检查股直肌。如果股直肌的张力和长度正常，患者的足跟应可以接触臀部。

股部肌群：在仰卧位时，髋关节屈曲90°，膝关节屈曲。这将避开对股直肌的测试。通常，患者的足跟应该触及臀部。

拉伸测试会激活触发点并触发传递性疼痛。存在触发点时，股四头肌的组成肌肉在任何拉伸后的徒手测试中都会显示出无力。甚至可能突发无力，患者的膝关节会突然屈曲。股内侧肌和股外侧肌的触发点导致髌股滑动的不平衡。

PIR：在仰卧位时，不能通过髋关节伸展将腰肌从拉伸治疗中移除。可以选择性地进行如上所述股直肌在俯卧位的拉伸：足跟在无痛情况下尽可能地接近臀部，并由治疗师维持住。患者吸气，同时最小限度地推动小腿，伸展膝关节以抵抗治疗师施加的阻力。在呼气期间，根据获得的长度进行拉伸。

这项练习也可以由患者自己完成：

仰卧位，股部肌群放松。髋关节屈曲90°，膝关节最大屈曲。患者握住小腿远端。在吸气期间，患者朝伸展方向上稍微用力，而呼气时患者通过增加屈曲稍微拉伸。

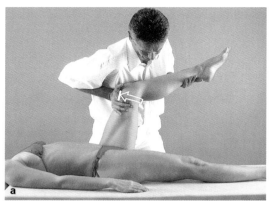 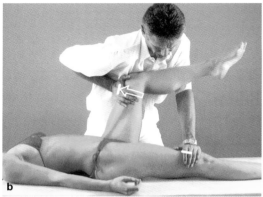

图 2.515　仰卧位股直肌的测试：注意测试者的人体功效学。股直肌是一种非常强壮的肌肉，因此测试者需要强壮的体力才能与之对抗。另一只手可以稳定对侧腿，这样患者就不会"从治疗床上滑动"

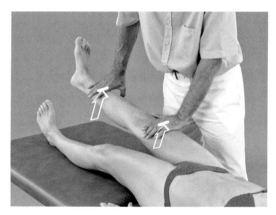 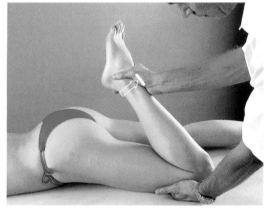

图 2.516　膝关节完全伸展测试：髌骨导向不足时，股直肌作为髋屈肌被抑制

图 2.518　股直肌的拉伸测试和等长收缩后放松（PIR），收缩期

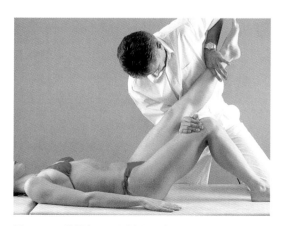 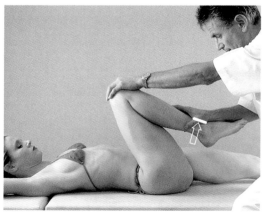

图 2.517　髌骨加压下测试股四头肌

图 2.519　股四头肌整体的拉伸和等长收缩后放松（PIR），收缩期

典型相关疾病

骨盆不稳，膝关节不稳，步态模式紊乱，坐起困难，爬楼梯困难。

典型的障碍是膝关节损伤和手术后对股内侧肌的抑制。机制尚不清楚。髌后关节病和内侧肌的抑制有相互关联现象：由于股内侧肌（或股外侧肌）的功能障碍导致的髌骨导向受到影响，反过来本体感受器障碍和伤害性传入会导致股部肌群反射性抑制。

可以如上所示测试髌后关节病的影响：股部肌群的测试在膝关节伸展情况下进行。用力矢量可以在一定程度上变化，来测试股内侧肌和股外侧肌等股四头肌的不同部位。

卡压点：腹股沟韧带髂腰肌综合征。L3 神经根病变（L3／L4 椎间孔、L2／L3 椎间孔）减弱了股直肌的屈髋作用和股四头肌的作用；然而，髌腱反射仅由 L4 介导（Patten，1998）。

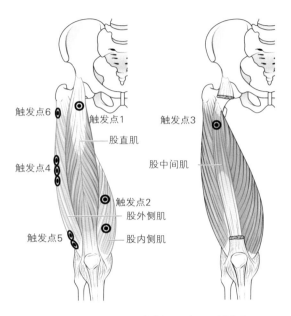

图 2.520　股四头肌，解剖学示意图和触发点

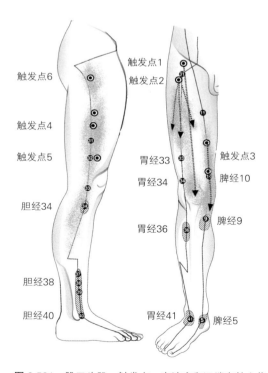

图 2.521　股四头肌，触发点，牵涉痛和远端有效穴位

菱形肌

解剖学

起点

小菱形肌：项韧带，C7 和 T1 椎骨的棘突。

大菱形肌：T2~T5 椎骨的棘突。

走行：向外并略微向下朝向肩胛骨的内侧缘走行。

止点

小菱形肌：肩胛冈水平的肩胛骨内侧缘。

大菱形肌：肩胛骨尾侧的肩胛骨内侧缘。

功能

肩胛骨的上提和回缩。肩胛骨的下回旋（关节盂持续向下旋转），以及将肩胛骨固定在胸廓上。

弱征：肩部前伸。在手臂外展时，肩胛骨缺乏稳定性，当抬起或放下手臂时，肩胛骨会在 40°~120° 外展之间产生晃动（前锯肌和菱形肌互为拮抗肌）。

测试

位置：肘关节屈曲 90°。患者将肩胛骨向脊柱靠拢，即向后和向上拉肩。

测试接触：测试手指在内侧接触患者肘部。

固定：另一只手从外侧和上方固定患者肩部。

患者：将肩部向后拉向脊柱。

测试者：将肘部向外和略向前呈弧形拉离身体。

测试中的错误和注意事项：在测试开始时缺少回缩和上提肩胛骨，以及没有遵守测试矢量。

肌筋膜综合征

拉伸测试：上臂和肩部被放到最大向前和向下位置，肩胛骨内侧缘远离脊柱。

PIR：从拉伸位置开始，要求患者在吸气的同时向后、向上拉起肩部。在呼气时，治疗师向前和向下轻微牵拉肩部。

典型相关疾病

过劳反应性病变，肩部损伤。

下颈椎的脊源性反射模式。

卡压点：C4 神经根综合征（C3 / C4 椎间孔）、斜角肌综合征。

运动神经支配：肩胛背神经（C4、C5）
器官关系：肝脏
经络关系：肝经
营养关系：维生素 A、维生素 C、抗氧化剂
脊源性反射－支配：C4~T12

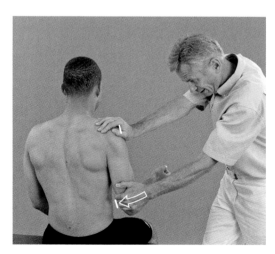

图 2.522　菱形肌测试

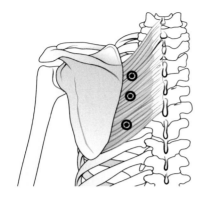

图 2.523　菱形肌，解剖学示意图

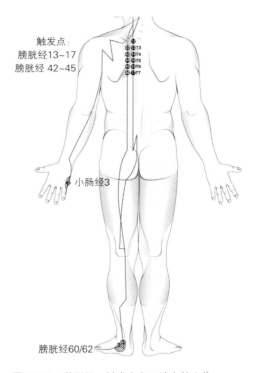

触发点：
膀胱经13~17
膀胱经 42~45

小肠经3

膀胱经60/62

图 2.525　菱形肌，触发点和远端有效穴位

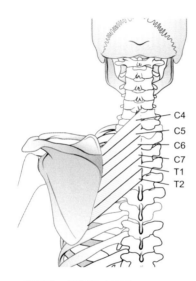

图 2.524　菱形肌，脊源性反射区

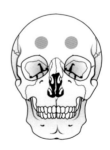

图 2.526　菱形肌，神经血管反射点（NV）

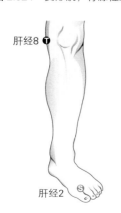

图 2.527　菱形肌，引流点（S），导入点（T）

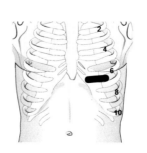

图 2.528　菱形肌，神经淋巴反射点（NL）前侧

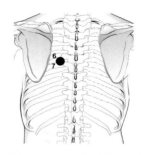

图 2.529　菱形肌，神经淋巴反射点（NL）后侧

骶棘和横突棘肌系统

骶棘系统包括背最长肌和髂肋肌；棘旁肌肉的横突棘肌系统包括多裂肌、长回旋肌和短回旋肌。

内侧的背最长肌由腰最长肌、胸最长肌、头最长肌和颈最长肌组成。

髂肋肌是竖脊肌（骶棘肌）的外侧部分，可分为腰髂肋肌、胸髂肋肌和颈髂肋肌。

骶棘系统：最长肌。

头最长肌

解剖学

起点：C5–C7（到 T1~T3）的横突。

走行：最长肌的内侧，头半棘肌的外侧。

止点：在颞骨乳突后缘至其尖端处，长约 1.5 cm。

功能

单侧收缩：头向同侧屈和旋转。

双侧收缩：头部伸展。

测试

只有颈部伸肌的整体测试才能实现对头最长肌的测试。

颈最长肌

解剖学

起点：从 T1~T6 横突，部分向下至 T8。

走行：在胸最长肌内侧的下半部分，头最长肌外侧的颈下部区域向上延伸。

止点：C2~C5 横突的背面和根部，部分人的颈最长肌止于 C1~C7，实际上与颈髂肋肌、颈夹肌、肩胛提肌、后斜角肌和头最长肌止于共同点。

功能

单侧收缩：颈椎向同侧屈。

双侧收缩：颈椎伸展。

测试

颈部伸肌的整体测试。

视骶棘系统为一个整体

肋泵区：ICR，肋横突关节（第 3、6、7 肋）
器官关系：膀胱
经络关系：膀胱经
营养关系：维生素 A、维生素 C、维生素 E、钙
脊源性反射 – 支配：见表 2.4、表 2.5、表 2.6

胸最长肌

解剖学

起点：与腰最长肌和腰髂肋肌共同起自骶正中嵴、骶骨背面、骶外侧嵴和腰椎棘突。

走行：肌肉位于棘肌外侧，髂肋肌的内侧。

止点：止点呈锯齿状分开，内侧止于胸椎横突，外侧止于肋结节和肋角之间。

功能

双侧收缩：脊柱伸展。

单侧收缩：脊柱向同侧屈。

测试

见腰最长肌。

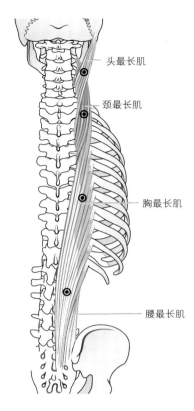

图 2.530 最长肌，解剖学示意图

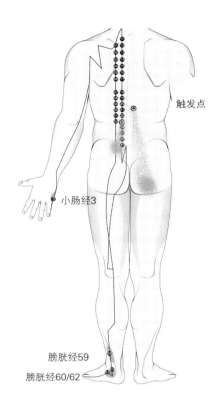

图 2.531 最长肌触发点，牵涉痛和远端有效点

腰最长肌

解剖学

起点：骶棘系统的腱膜区域，骨性起点为髂骨结节的颅侧和腹侧，骶骨和腰椎的棘突。

走行：在髂肋肌和胸最长肌深层，起点与骶髂骨间韧带有关。

止点：有两个分叉，止于腰椎的副突和乳突。两个止点连接成了一个韧带桥，脊椎神经背侧支在其下方通过。

侧向纤维束位于下方，止于腰部横突的背侧面。

功能

双侧收缩：脊柱伸展。

单侧收缩：脊柱侧屈。

测试

由于多重肌群协同作用，难以进行单独的腰最长肌测试。根据 Beardall（1980）的观点，腰最长肌测试应该取仰卧位，在上胸部侧屈 20° 并腰椎伸展的情况下进行测试。这对应于 Kendall（1983）的腰方肌测试。因此，使用正常反应性指征肌的肌肉触诊和治疗定位似乎更合适。

肌筋膜综合征

拉伸测试：坐位（消除腘绳肌肌肉缩短的影响），患者身体向前屈，检查肌肉拉紧时肌肉形状和对称性。站立位进行侧屈测试可能比体前屈的双侧对比更有意义。

PIR：患者双腿分开站立，上半身向前屈曲，如进行体前屈测试一样。

吸气保持 10 秒使背部伸肌绷紧，呼吸时放松。借助自身体重拉伸。

在拉伸过程中，向一侧的轻微旋转有利于对侧腰最长肌的拉伸。

或者，可以在拉伸测试中描述的侧倾体位开始实施。吸气时收缩并伸直，呼吸时放松。

卡压因素：肌腱桥区域可能存在卡压，脊神经背支可能会受到刺激，这可能导致皮肤的感觉过敏、感觉异常或感觉减退（Travell und Simons，1983）。

典型相关疾病

解剖或功能性腿不等长相应的适应性脊柱侧凸所导致背伸肌的过度负荷，形成相应的肌筋膜疼痛综合征。固定的特发性脊柱侧凸总是伴有背伸肌的失衡。

表 2.4　最长肌的脊椎源性反射参考（根据紧张肌节的起、止点来对应引起病损的节段）

起点	止点	病损节段
头最长肌		
C3	横突	C7
C4	横突	T1
C5	横突	T2
C6	横突	T3
C7	横突	T4
T1	横突	T5
T2	横突	T6
T3	横突	T7
T4	横突	T8
T5	横突	T9
颈最长肌		
T2	C2	C7
T3	C2	T1
T4	C3	T2

续表

起点	止点	病损节段
头最长肌		
T4	C4	T3
T5	C5	T4
T6	C6	T5
胸最长肌 V		
L1	T1	T5
L2	T2	T6
L3	T3	T7
L4	T4	T8
胸最长肌 I		
L3	T5	L1
L4	T6	L2
L5	T7	L3
骶骨	T8	L4
骶骨	T9	L5

续表

起点	止点	病损节段
胸最长肌 II		
骶骨	T5	T9
骶骨	T6	T10
骶骨	T7	T11
骶骨	T8	T12
胸最长肌 III		
髂骨	T8	L1
髂骨	T9	L2
髂骨	T10	L3
髂骨	T11	L4
髂骨	T12	L5
腰最长肌		
骶骨、髂骨	L1~L3	骶髂关节
骶骨、髂骨	L1~L5	C7~T4

骶棘系统：髂肋肌

颈髂肋肌

解剖学
起点：第 7~3 肋的肋角内侧。

走行：颈最长肌和头最长肌的外侧，后斜角肌和中斜角肌的内侧以及肩胛提肌内侧。

止点：与颈最长肌一起止于 C3~C6 横突后结节。

胸髂肋肌

解剖学
起点：第 12~7 肋的内侧。

走行：颈最长肌和头最长肌的外侧。

止点：第 7~1 肋的肋角外侧。

腰髂肋肌

解剖学
起点：与胸最长肌、腰最长肌一起起于骶骨，在髂骨结节的腹外侧面。

走行：胸最长肌的外侧。

止点：第 12~4 肋的下侧边缘和肋角的背面。

表 2.5　脊椎源性反射：髂肋肌

起点	止点	病损节段
C3~C6	第 4~7 肋	L5

整体髂肋肌

功能
双侧收缩：脊柱伸展。

单侧收缩：脊柱向同侧屈。

测试
是否可将髂肋肌从其他背伸肌中独立出来进行测试仍有争议。

Beardall（1980）已经提出了对腰髂肋肌的测试方法：

患者仰卧且上半身向测试侧屈曲 10°。测试侧的股骨最大限度地向内旋转。测试者在稳定对侧骨盆并将患者的腿放置在测试者手臂上，测试者手臂的位置如图 2.533 所示。要求患者将两条腿向测试侧用力推。

肌筋膜综合征
背伸肌的整体拉伸测试：患者双腿分开站立，将躯干向一侧倾斜。双侧进行比较。

PIR：患者双腿分开站立，上半身向前屈，如同在检查手指与地面的距离一样。

吸气保持 10 秒使背伸肌紧张，呼气时会放松。借助体重进行拉伸。在拉伸过程中，向身体一侧的轻微旋转有利于对侧伸肌的拉伸。

或者，可以在拉伸测试中所描述的侧屈位置上进行测试。吸气时绷紧、伸直，呼气时放松。

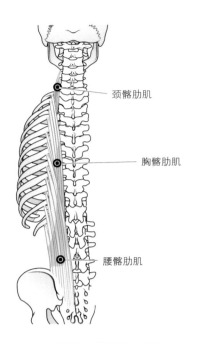

图 2.532 髂肋肌，解剖学示意图

颈髂肋肌

胸髂肋肌

腰髂肋肌

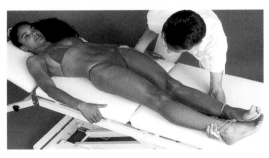

图 2.533 根据 Beardall 的髂肋肌测试：注意外侧腿的内旋

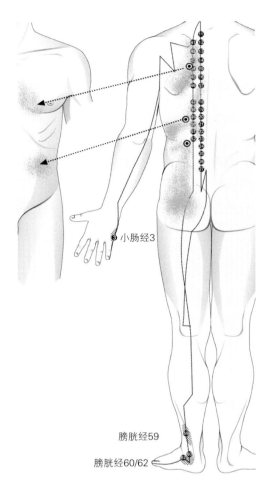

小肠经3

膀胱经59

膀胱经60/62

图 2.534 髂肋肌触发点和远端有效穴位，疼痛在节段中向下和腹侧传导

横突棘肌系统：多裂肌

解剖学
起点
骶部多裂肌：骶骨背面，髂后上棘内侧面，骶髂韧带背侧。

腰部多裂肌：腰椎的横突。

胸部多裂肌：胸椎的横突，第 4~7 颈椎的关节突。

走行：其肌肉组织填补了横突和棘突之间的沟槽。

止点：深层纤维束在起点上方的 2 个椎骨的棘突，浅表纤维束在其起点上方 3~5 个椎骨的棘突。

功能
双侧收缩：脊柱伸展。

单侧收缩：脊柱向对侧旋转。

脊源性反射关系：单个节段损伤对应颅侧的 4 个节段，如 T12 处的激惹会导致起自 T8 横突、止于 T7~T5 棘突的纤维束紧张。

测试
不可应用 Kendall 测试。Beardall（1980）已经提出对腰多裂肌的测试：患者仰卧位，上半身向测试侧屈曲 10°。测试侧的股骨最大限度地向外旋转。

稳定骨盆并从上方或下方握住双腿。

要求患者将双腿拉向测试侧指定位置，并保持与测试者对抗。

测试中的错误和注意事项：双腿未拉向所述位置。

肌筋膜综合征
拉伸测试：不可能单独地进行。

PIR：横突棘肌系统作为一个整体。

表 2.6　脊椎源性反射：多裂肌

起点	止点	病损节段
C2	C4	T1
C2	C5	T2
C2、C3	C6	T3
C2~C4	C7	T4
C3~C5	T1	T5
C4~C6	T2	T6
C4~C7	T3	T7
C6、C7、T1	T4	T8
C7、T1、T2	T5	T9
T1~T3	T6	T10
T2~T4	T7	T11
T3~T5	T8	T12
T4~T6	T9	L1
T5~T7	T10	L2
T6~T8	T11	L3
T7~T9	T12	L4
T8~T10	L1	L5
T9~T11	L2	枕骨
T10~T12	L3	C1
T11、T12、L1	L4	C2
T12、L1、L2	L5	C3
L1~L3	S1	C4
L2~L4	S2	C5
L3~L5	S3	C6
L4、L5	S4	C7

运动神经支配：脊神经背侧支

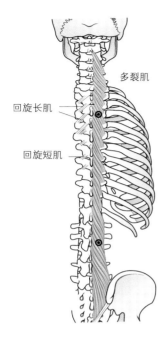

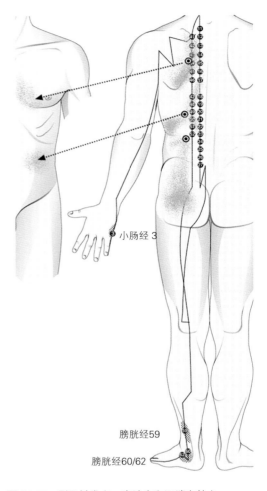

图 2.535   多裂肌，解剖学示意图

图 2.537   裂肌触发点，牵涉痛和远端有效点

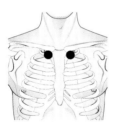

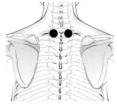

图 2.536   多裂肌，神经淋巴反射点（NL）前侧（上），以及包括多裂肌在内的脊柱源性肌肉神经淋巴反射点后侧（下）

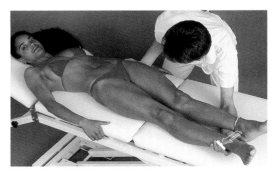

图 2.538   依据 Beardall 的多裂肌测试。请注意测试腿的外旋

缝匠肌

解剖学

起点：髂前上棘。

走行：鹅足腱最前面的肌腱。纤维走行到小腿筋膜，部分走行到髌韧带。

止点：胫骨粗隆内侧。

功能

股骨的外展、屈曲和外旋。胫骨屈曲并内旋（"盘腿端坐"）。

弱征：髂骨后倾，肌肉远端 1/3 出现疼痛。膝关节内侧缺乏稳定（膝外翻）。

测试

位置：与 Faber-Patrick 测试的起始位置相同。膝关节屈曲约 90°，大腿外展并屈曲，使足跟与对侧膝关节水平相对。

测试接触：为了测试左侧缝匠肌（反之亦然），右手从外侧接触到膝关节，左手从上方抓住小腿的足踝区域。

患者：将膝关节向外推，将足跟向头侧拉向臀部。建议在测试前将这种复杂的运动先"预演示"。

为了正确执行测试，重要的是双手用相同的力向内侧按压膝关节并将足跟向下拉。特别是对于强壮的患者，应锁定肘关节、旋转上半身（测试者的右肩向前），以施加足够的力量。

测试中的错误和注意事项：双手的测试阻力必须相同。如果放在患者膝关节上的右手没有朝股骨内收和内旋方向上施加足够的力，则主要测试的是内侧腘绳肌。在足踝区域，测试时避免疼痛很重要，跟腱不应受到激惹。

肌筋膜综合征

拉伸测试：患者仰卧，臀部位于床边。患者将非测试侧的腿屈曲保持在胸部以稳定骨盆和腰椎。测试者将测试腿伸展、内收（尽可能）和内旋。

这种拉伸在俯卧位也可进行，但是较难操作。

PIR：从拉伸位置开始，要求患者在股骨屈曲、外展和外旋方向上略微收缩肌肉。患者呼气时，测试者在股骨内收、伸展和内旋的方向上略微拉伸。

卡压因素：在某些情况下，股外侧皮神经从腹股沟韧带下穿出骨盆，穿过缝匠肌神经[2]。韧带下以及肌肉下的通道都可卡压，症状被描述为感觉异常性股痛（大腿疼痛）。

> **运动神经支配**：股神经（L2~L4）
> **内脏体壁反射（TS 线）**：T9
> **肋泵区**：ICR，肋横突关节（第 9 肋）
> **器官关系**：肾上腺
> **经络关系**：心包经络（循环 – 生殖）
> **营养关系**：肾上腺提取物、酪氨酸、维生素 B_3、维生素 B_5、维生素 B_6、维生素 B_{12}、叶酸、维生素 C、人参
> **脊源性反射 – 支配**：L3

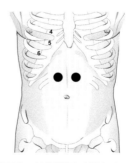

图 2.539　缝匠肌，神经淋巴反射点（NL）前侧

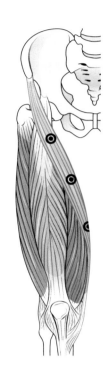

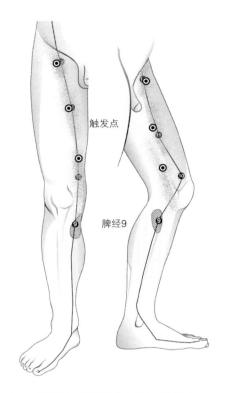

触发点

脾经9

图 2.540 缝匠肌，解剖学示意图

图 2.541 缝匠肌，远端有效穴位（脾经 9）

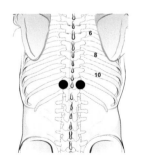

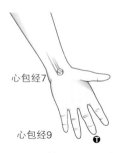

心包经7

心包经9

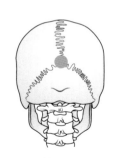

图 2.542 缝匠肌，神经淋巴
反射点（NL）后侧

图 2.543 缝匠肌，引流点
（S），导入点（T）

图 2.544 缝匠肌，神经血管
反射点（NV）

足伴有膝关节内侧疼痛。

典型相关疾病

肾上腺功能障碍，疲劳综合征，髂骨后倾（骶髂关节病变），膝关节内侧稳定性不

卡压点： L3 神经根综合征（L3 / L4 椎间孔、L2 / L3 椎间孔），腹股沟韧带 – 髂腰肌综合征。

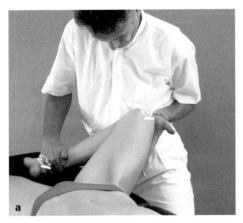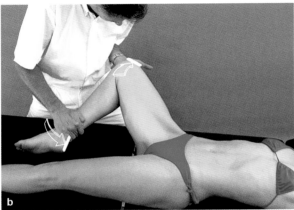

图 2.545   缝匠肌测试。测试者利用"卡锁住"的手臂和身体旋转来对抗患者的动作

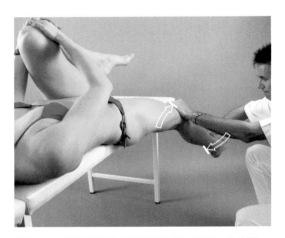

图 2.546   缝匠肌的等长收缩后放松（PIR），收缩期

前锯肌

解剖学

起点：上 9 肋的外侧面和颅侧面。

止点：肩胛骨腹面靠近内侧缘处。

功能

肱骨屈曲、外展 90° 期间稳定肩胛骨。超过 90° 时，使肩胛骨外展和上回旋（肩胛骨下角向外移动，关节盂向颅侧旋转）。当前锯肌对抗肩部向后的阻力时，肌肉可将肩胛骨稳定在胸廓（如俯卧撑）。

弱征：当前锯肌对抗肩部向后的阻力时，会发生翼状肩胛，以及在屈曲和外展手臂时该肌肉会出现明显无力。肩关节在外展约 40° 时出现"摇摆运动"。当抬起或放下手臂时，这种运动尤其明显。

测试

位置：肘关节伸直，肩关节屈曲 100° ~160°、外展 30° ~45°。拇指指向颅侧方向。

测试接触：一只手在患者前臂远端，另一只手从腹侧接触肩胛骨下角。

患者：将伸展的手臂向颅侧用力推。

测试者：握住前臂远端的手施力与患者对抗，同时从腹侧向后推动肩胛骨下角。如文献（Walther，Leaf，Kendall）报道，这进一步改进了对肩胛骨下角运动的简单测试。如果肩胛骨下角不能移动，那么肩关节无法屈曲，则三角肌前束会因为代偿性收缩致使肩部缺乏稳定性。

测试中的错误和预防措施：如果未观察到肩胛骨下角的运动，则无法区分三角肌前束无力和前锯肌无力。如有疑问，请单独测试三角肌前束。测试者使用较长的杠杆会比较省力，如在上臂远端区域进行接触。

肌筋膜综合征

拉伸测试：如果在俯卧位或稳定的侧卧位进行测试，则无须专门固定。测试者一只手从腹侧抓住待治疗的肩部。患者的肘关节屈曲放置在测试者的另一侧前臂上，测试者的手从患者肩胛骨下方的内侧握住肩胛骨。双手引导肩胛骨同时向后和向内运动，肩胛骨下角逐渐向内侧旋转。

PIR：从拉伸位置开始，在保持吸气的 7~10 秒内，要求患者向前推肩部并屈肩。在呼气时，操作者稍微将患者肩部拉伸到伸展位置。

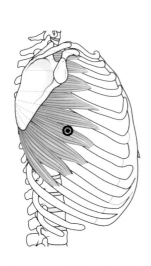

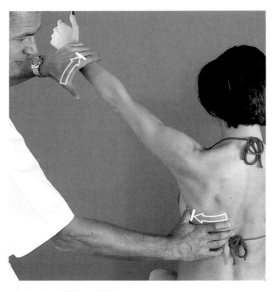

图 2.547　前锯肌，解剖学示意图

图 2.548　前锯肌测试

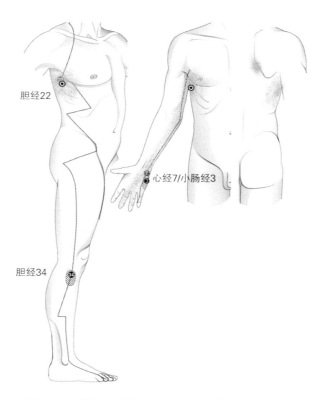

图 2.549　前锯肌，触发点，牵涉痛，远端有效穴位

前锯肌的功能障碍可导致在外展手臂期间肩胛骨出现明显的不稳定。

典型相关疾病

肌肉通常是肩部问题中首先要治疗的组织（除了菱形肌和肩胛下肌）。在这些情况下，可发现有起点／止点的病变、触发点或筋膜的病变。

卡压点：C6 神经根病变（C5／C6 椎间孔）。胸长神经可能在穿过中斜角肌处被卡压。

肩胛背神经也穿过中斜角肌，菱形肌与

运动神经支配：胸长神经［C5~C7（8）］
内脏体壁反射（TS 线）：T3
肋泵区：ICR，肋横突关节（第 3、第 10 肋）
器官关系：肺
经络关系：肺经
营养关系：维生素 C、维生素 E、β 胡萝卜素，硒，N–乙酰半胱氨酸
脊源性反射 – 支配：胸椎中段，第 6、第 7 肋

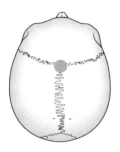

图 2.550　前锯肌，神经血管反射点（NV）

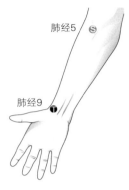

图 2.553　前锯肌，引流点（S），导入点（T）

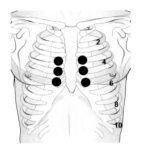

图 2.551　前锯肌，神经淋巴反射点（NL）前侧

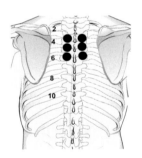

图 2.552　前锯肌，神经淋巴反射点（NL）后侧

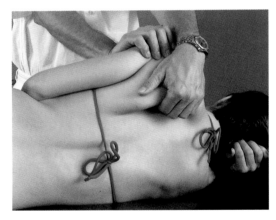

图 2.554　前锯肌的拉伸测试和等长收缩后放松（PIR）

比目鱼肌

解剖学

起点：腓骨头背面近端 1/3，胫骨比目鱼肌线，胫骨内侧中 1/3，腓骨头和胫骨之间的腱弓。

止点：与腓肠肌一起止于跟骨结节。

功能

踝关节的跖屈。

弱点：身体姿势向前倾斜，足趾站立不稳或无法完成站立。

测试

位置：患者俯卧位，膝关节屈曲 90°，踝关节完全跖屈。

测试接触：一只手从足底触及前足，另一只手从颅侧触及跟骨。

患者：用最大力进行足部的跖屈。

测试者：将前足向背伸方向按压，同时向尾侧牵拉足跟。

由于比目鱼肌是非常强壮的肌肉，有时需要用双手将前足向背伸方向按压。基本上该测试只能检测出明显的肌肉力量不足。

测试中的错误和预防措施：前足不能受压（这可能会导致感觉上的激惹），不能引起足跟的疼痛。

肌筋膜综合征

拉伸测试：患者俯卧位并完全屈曲膝关节以从拉伸测试中排除腓肠肌。测试者向背伸方向按压前足，同时向上牵拉足跟。

PIR：从拉伸位置开始，患者在吸气时向跖屈方向进行最小限度的肌肉收缩。在呼气时，操作者略微向背伸方向进行牵拉。

卡压因素：由胫神经支配的足部后侧肌群（胫骨后肌、姆长屈肌、趾长屈肌、姆短屈肌等）在比目鱼肌（见下文的卡压点）张力过高时会出现功能障碍。

典型相关疾病

比肌肉无力更有意义的情况是比目鱼肌高张力和缩短，如一直穿高跟鞋时。这会导致胫骨前肌以及某些情况下趾长伸肌的抑制、扁平足和跟骨骨赘。病变链也可以逆转，如小腿腹侧肌肉的抑制会导致相关拮抗肌（比目鱼肌和腓肠肌）的缩短。

卡压点：胫神经自比目鱼肌腱弓上缘的比目鱼肌管入口远端出现分支至肌肉本身。此处的神经伴随有胫后静脉和胫后动脉共同走行。由于腘肌和比目鱼肌之间的入口较窄，比目鱼肌张力过高更可能导致肌肉痉挛和跛行样症状，而不是可测试的肌肉无力。此外，足底区域也存在有感觉异常，特别是在比目鱼肌反复收缩后，如跳跃或跑步。

在腘窝存在腘窝囊肿的情况下，腓肠肌头下可能存在胫神经的卡压情况。

运动神经支配：胫神经（L5、S1、S2）
肋泵区：ICR，肋横突关节（第 6、第 7 肋）
器官关系：肾上腺
经络关系：心包经络（循环 - 生殖）
脊源性反射 - 支配：S1、S3、T12

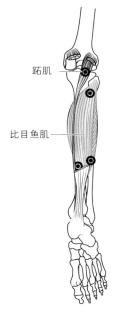

图 2.555   比目鱼肌，解剖学示意图

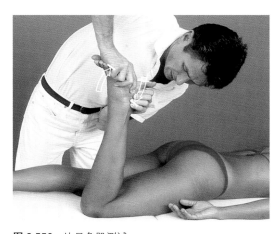

图 2.556   比目鱼肌测试

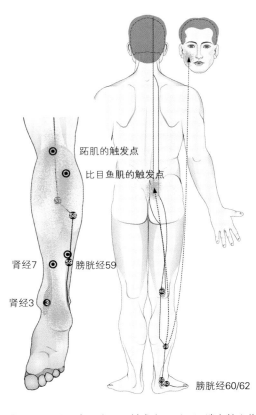

图 2.557   比目鱼肌和跖肌触发点，以及远端有效穴位

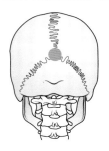

图 2.558   比目鱼肌，神经血管反射点（NV）

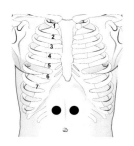

图 2.559   比目鱼肌，神经淋巴反射点（NL）前侧

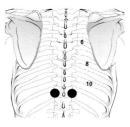

图 2.560   比目鱼肌，神经淋巴反射点（NL）后侧

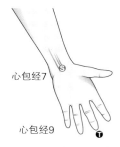

图 2.561   比目鱼肌，引流点（S），导入点（T）

胸锁乳突肌

解剖学

起点

胸骨头：胸骨柄的前面和颅侧面。

锁骨头：锁骨内侧半的胸骨端。

止点：颞骨乳突的外侧面和枕骨上项线的外侧半部分。

功能

双侧收缩时，颈椎屈曲但头在寰枕关节后仰。在颈椎屈曲时，枢椎相对于 C7 屈曲 45°。此时，寰枕关节则反向运动，这被理解为颈椎抵抗过度后凸的保护机制。除了项韧带，胸锁乳突肌也有限制寰枕关节过度后伸作用。

在单侧收缩中，头部旋转到对侧。肌肉辅助颈椎的侧屈。如果止点固定，则可提升肋骨。

注意：颈部屈曲和头部屈曲活动由颈深屈肌、斜角肌和胸锁乳突肌的协同控制完成。

弱征：头部向肌无力侧旋转。

测试

位置：仰卧位测试，将患者的前臂向上放在身体两侧以避免募集其他肌肉。要求患者屈曲颈椎，即向上抬起头部。然后将头部完全旋转到被测肌肉的对侧。

测试接触：以手掌掌面接触颅骨前侧，非测试手在枕骨下（不接触）保护，以便在肌肉无力的情况下手可以接住患者头部。

患者：用力将头部向上推。与测试者的手对抗（在矢状方向上，保持旋转）。

测试者：沿着头部在屈曲时圆弧运动轨迹的矢量方向上用力与患者对抗。

站立位或坐位时，必须从后侧用测试者身体在颈胸连结处稳定患者。这种情况下，建议双手接触患者的前额。

测试中的错误和预防措施：上述测试矢量的任何偏差都可能导致测试中人为的肌肉变弱，或者找不到现有的功能障碍。必须防止患者离开旋转位置，这将导致斜角肌和颈深屈肌的募集。头部必须在颅颈连结处保持后伸。

运动神经支配：副神经（第 XI 脑神经）（C2、C3）

器官关系：鼻窦

经络关系：胃经

营养关系：维生素 B_3、维生素 B_6、碘

脊源性反射 – 支配：T5~T8

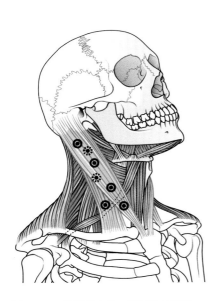

图 2.562　胸锁乳突肌，解剖学示意图

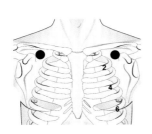

图 2.563　胸锁乳突肌，神经淋巴反射点（NL）前侧

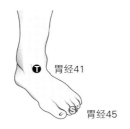

图 2.564　胸锁乳突肌，引流点（S），导入点（T）

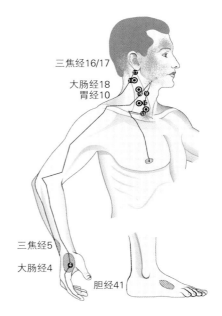

图 2.565　胸锁乳突肌，触发点和远端有效穴位

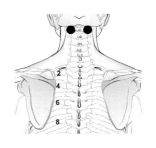

图 2.566　胸锁乳突肌，神经淋巴反射点（NL）后侧

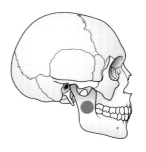

图 2.567　胸锁乳突肌（SCM），神经血管反射点（NV）

肌筋膜综合征

拉伸测试： 将头部向对侧旋转并完全伸展。这种运动通常因关节问题而受限（颈椎病变），尤其是在必须检查胸锁乳突肌张力时。

PIR： 患者从伸展位置以最小幅度屈曲头部，同时吸气，肌肉保持收缩 10 秒，并且看向肌肉收缩的一侧。

在呼气时，眼睛转向测试肌肉的对侧，轻轻拉伸肌肉。

典型相关疾病

在所有颞下颌关节紊乱的疾病中均会检查该肌肉，特别是在挥鞭伤后，以及由此产生的带有触发点的紧张会影响牙咬合。此外，颞下颌功能障碍总是与上颈椎疾病相关，因此胸锁乳突肌是颞下颌功能障碍的关键指征肌：支配该肌肉的运动神经除了第Ⅺ脑神经，也来自 C2 和 C3 的颈神经。

对于颈部肌筋膜疼痛和头痛的患者，基本都要检查和治疗该肌肉。

卡压点： 颅底（颈静脉孔）的病变可能激惹副神经。

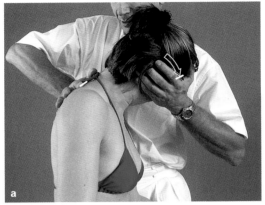

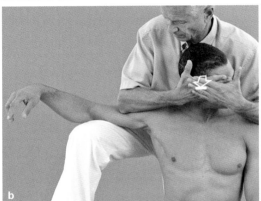

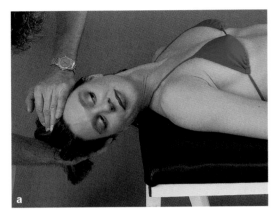

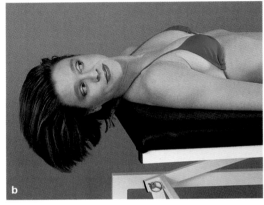

图 2.569　胸锁乳突肌，拉伸测试和等长收缩后放松（PIR），收缩期

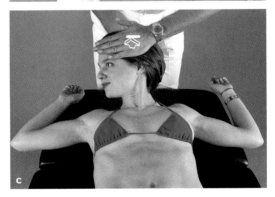

图 2.568　胸锁乳突肌坐位（a 和 b）和仰卧位（c）的测验；图 b 同时激惹了锁骨关节

锁骨下肌

解剖学

起点：第 1 肋的颅侧面到肋软骨边界处。

止点：锁骨的尾面到锁骨的中间。

功能

将锁骨向前和向下拉。锁骨下肌的正常功能对于在手臂抬高时锁骨的协同旋转运动非常重要。

测试

位置：患者肘关节伸展的同时肩关节外展 180°，即手臂垂直向上且向外旋转，即手掌朝向内侧。

测试接触：从患者的内侧接触前臂远端。

固定：对侧肩部。

患者：将上抬的手臂向内收方向拉。

测试者：保持在外展 / 内收时手臂运动圆弧的切线上向外用力与患者动作对抗。

非测试手也可以在测试期间触摸锁骨。测试中锁骨的移动性增加表明肌肉无力。

双侧测试时，不需要固定。此外，可利用应用肌动学对肌肉进行治疗定位并测试指示肌正常反应来进行间接测试。

测试中的错误和预防措施：患者避免屈曲肘关节，必须遵守上述测试矢量。

肌筋膜综合征

拉伸测试：拉伸测试未给出相关陈述，可通过触诊获得有关高张性的信息。

PIR：不适用，治疗仅通过筋膜疏通意义上的深层按摩、触发点注射或干针刺进行。

卡压因素：肋锁骨卡压综合征会涉及锁骨下肌。肌肉的高张性可导致肋锁通道的进一步变窄。

典型相关疾病

任何干扰正常肩部功能的情况都必须考虑该肌肉。

卡压点：C5 神经根病变、斜角肌综合征。

运动神经支配：锁骨下神经〔C（4）、C5、C6〕
营养关系：镁

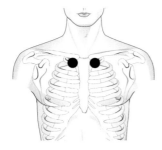

图 2.570　锁骨下肌，神经淋巴反射点（NL）前侧

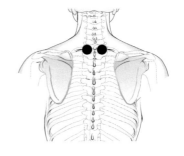

图 2.573　锁骨下肌，神经淋巴反射点（NL）后侧

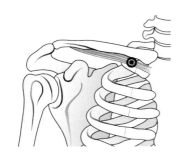

图 2.571　锁骨下肌，解剖学示意图

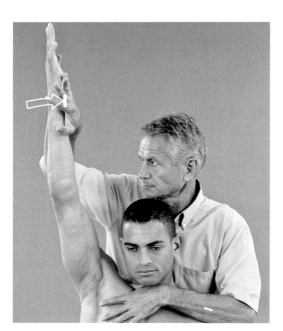

图 2.572　依据 Beardall 的锁骨下肌测试

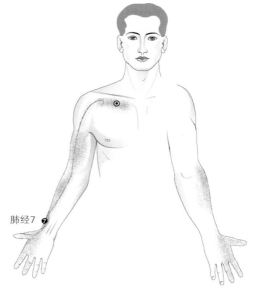

肺经7

图 2.574　锁骨下肌，触发点，疼痛放射和远端有效穴位

肩胛下肌

解剖学

起点： 几乎肩胛骨的整个肩胛下窝的前表面。

走行： 向外会聚。前锯肌覆盖在肩胛下肌内侧区域的腹侧。

止点： 肱骨小结节和肩关节囊的下部。

功能

肱骨内旋和内收。肩胛下肌是肩关节外展时关节盂内肱骨头的前部稳定肌（肩袖）。

弱征： 站立时，手臂外旋（手掌向前）。

测试

位置： 肱骨外展 90°，肘关节屈曲 90°。然后肱骨完全内旋。如果肱骨外展小于 90°，则测试了更多的颅侧纤维；如果肱骨完全外展 90°，则测试了更多的尾侧纤维。

测试接触： 在前臂远端的掌侧面。测试者应避免接触豌豆骨区域的心经 7 引流点。

固定： 由桡侧固定肘关节。

患者： 测试时用尽全力向内旋转手臂。这个动作最好先以几次"预演示"练习的形式向患者展示。

测试者： 朝外旋方向上与患者动作对抗。

测试中的错误和预防措施： 肱骨内旋不足会导致伪测试，肘部作为支点、稳定性不足以及患者肩上抬等引起的肌肉募集会导致异常表现。出现这种情况时可以使用另一种固定方式：测试者用手抓住患者肩部，并在测试期间测试者用前臂紧贴在患者的该侧肘部外侧给予反向支撑。如上所述，测试者用测试手接触患者的前臂远端。

肌筋膜综合征

拉伸测试： 上臂被外展 90° 并完全外旋。

PIR： 从拉伸位置开始，患者在向上臂内旋方向上以很小的力推动，在呼气期间，操作者向上臂外旋方向略微牵伸。

运动神经支配： 肩胛下神经〔C5、C6（7）〕
内脏体壁反射（TS 线）： T2
肋泵区： ICR，肋横突关节（第 1、2、6、10 肋）
器官关系： 心脏
经络关系： 心经
营养关系： 维生素 E、维生素 B_2、维生素 B_3、镁、左旋肉碱

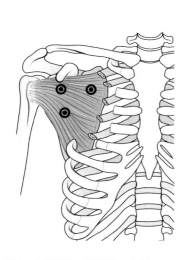

图 2.575　肩胛下肌，解剖学示意图

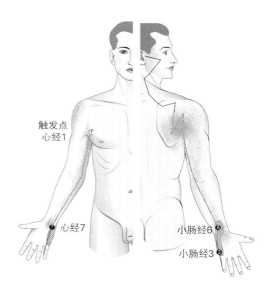

图 2.578　肩胛下肌，触发点，疼痛放射和远端有效穴位

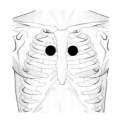

图 2.576　肩胛下肌，神经淋巴反射点（NL）前侧

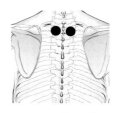

图 2.579　肩胛下肌，神经淋巴反射点（NL）后侧

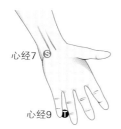

图 2.577　肩胛下肌，引流点（S），导入点（T）

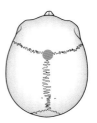

图 2.580　肩胛下肌，神经血管反射点（NV）

典型相关疾病

肩胛下肌在许多情况下功能类似于前锯肌，是肩部功能障碍涉及的主要肌肉。肩胛下肌的高张性、短缩情况可能是由于其拮抗外旋肌（尤其是冈下肌）无力引起的。涉及"肩周炎"治疗，一定要考虑到肩胛下肌。

卡压点：C6 神经根病变（椎间孔 C5 / C6），斜角肌综合征。

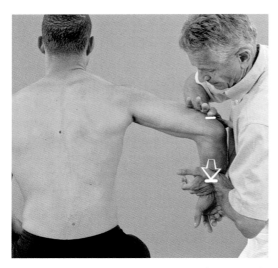

图 2.581　肩胛下肌尾侧纤维的测试。颅侧纤维在肩部外展 45°～60° 时进行测试

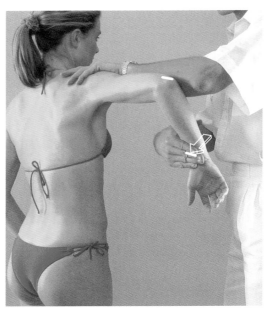

图 2.583　在测试期间将患者肩部向上抬，为肩胛下肌的替代测试位置

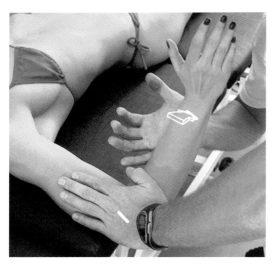

图 2.582　卧位时肩胛下肌的测试。应避免接触心经 7 引流点

旋后肌

解剖学

起点：肱骨外上髁、尺骨的背面（尺骨旋后肌嵴）、肘关节外侧副韧带、桡骨环状韧带。

走行：从近端到远端围绕桡骨螺旋状走行，附着在桡骨的掌侧面。

止点：在桡骨近端 1/3 的掌侧面。

功能

前臂旋后。

弱征：手臂旋前。

测试

位置：肩部和肘部完全屈曲（以降低肱二头肌的做功），前臂旋后。

固定：肘部。

测试接触：环握患者前臂远端。

患者：用力旋后。

测试者：在旋前方向上与患者动作对抗。

替代测试

位置：肱骨伸展 45°（以降低肱二头肌的做功），充分旋后。

固定：在肘部。

测试接触：环握患者前臂远端。

患者：对抗阻力旋后。

测试错误：腕关节不应触发疼痛，应防止肱骨旋转。

肌筋膜综合征

拉伸测试：肘关节伸直和旋前，并防止肱骨内旋。

PIR：肘部被支撑，伸展并保持完全旋前。患者稍微用力旋后以保持与旋前对抗。在放松阶段，测试者轻轻将前臂重新拉伸至旋前。

卡压因素：旋后肌综合征，肌肉高张性可损伤桡神经深支。这导致指伸肌、尺侧腕伸肌、拇长展肌、拇长伸肌和拇短伸肌的无力。

典型相关疾病

网球肘（肱骨外上髁炎）。特别是在反手击球时，为减少损伤必须确保肘部略微屈曲。也应避免腕关节尺偏，因为反手击球动作和尺偏都在击球末时会使旋后肌减弱。运动时，可以在旋后肌、肱桡肌和桡侧腕伸肌肌腹处佩戴带有加压作用的护肘套，可减轻些肌肉的负荷压力。

卡压点：C6 神经根病变（C5 / C6 椎间孔），胸廓出口综合征和桡神经沟综合征。

> **运动神经支配**：桡神经［C5、C6、C（7）］
> **器官关系**：胃
> **经络关系**：胃经
> **营养关系**：钙、镁、铁、磷酸酶、维生素 B₅、多不饱和脂肪酸

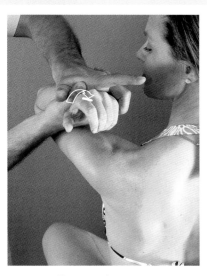

图 2.584　旋后肌测试

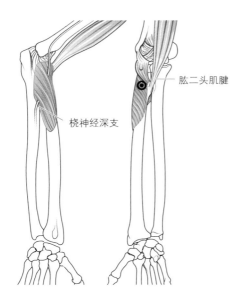

图 2.585   旋后肌，解剖学示意图

肱二头肌腱

桡神经深支

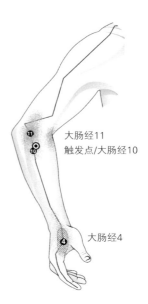

图 2.586   旋后肌，触发点和远端有效点

大肠经11
触发点/大肠经10

大肠经4

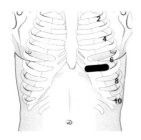

图 2.587   旋后肌，神经淋巴反射点（NL）前侧

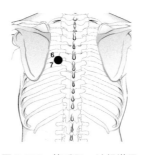

图 2.588   旋后肌，神经淋巴反射点（NL）后侧

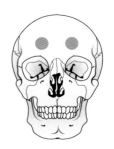

图 2.589   旋后肌，神经血管反射点（NV）

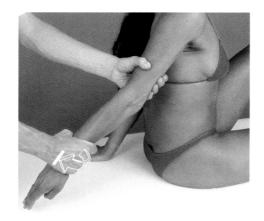

图 2.590   旋后肌替代测试

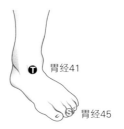

图 2.591   旋后肌，引流点（S），导入点（T）

胃经41

胃经45

冈上肌

解剖学

起点： 冈上窝的内侧 2/3。

走行： 向外经肩峰下方至肱骨头，通过肩峰下滑囊与肩峰隔开。

止点： 肱骨大结节上部和肩关节囊处。

功能

外展肱骨。外展至 20° 左右时，该肌肉是主动肌。冈上肌可将肱骨头保持在关节盂腔内，并且在这个功能中具有持续稳定的基础性张力作用，以绷紧关节囊。

弱征： 只有在极度无力的情况下，患者才会开始利用胸部倾斜代偿手臂外展。

测试

位置： 手臂在肘关节伸展、肩关节旋转中立位时，外展 15° ~25°。

测试接触： 置于前臂远端，将非测试手放在肩锁关节上以触诊异常运动。

固定： 如有必要（如站立位或坐位），固定对侧肩部。

患者： 用最大的力将伸展的手臂向外推。

测试者： 在向内收方向与患者动作对抗。

测试中的错误和预防措施： 肘关节应完全伸展，患者避免倾斜上半身以免募集三角肌。

肌筋膜综合征

拉伸测试： 患者一侧手臂内旋和内收，伸向对侧肩胛骨。

PIR： 从拉伸位置，上臂向外展方向稍微用力，在放松阶段向内收方向拉伸。

典型相关疾病

冈上肌腱病（撞击综合征伴有疼痛弧）。经常涉及肩袖内肌肉的失衡。

卡压点： C5 神经根的病变导致冈上肌无力和肩部其他外展肌无力。肩胛横韧带（肩胛上神经卡压综合征）区域的卡压将首先影响冈下肌，特别是会发生在肩胛骨缺乏菱形肌稳定的情况下。

运动神经支配： 肩胛上神经（C4~C6）
肋泵区： ICR，肋横突关节（第 1、11 肋）
器官关系： 脑、脑垂体、食管
经络关系： 任脉
营养关系： 多不饱和脂肪酸、抗氧化剂、胆碱

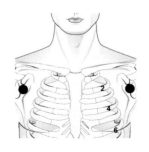

图 2.592　冈上肌，神经淋巴反射点（NL）前侧

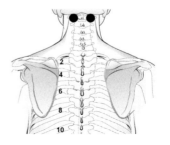

图 2.593　冈上肌，神经淋巴反射点（NL）后侧

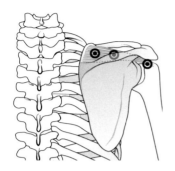

图 2.594　冈上肌，解剖学示意图

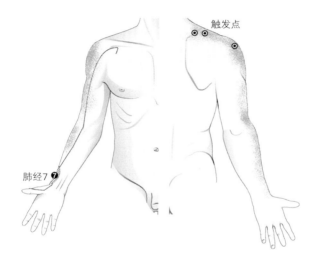

触发点

肺经7 ❼

图 2.595　冈上肌触发点和远端有效穴位

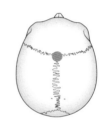

图 2.597　冈上肌，神经血管反射点（NV）

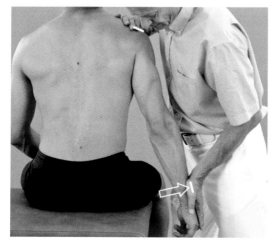

图 2.596　冈上肌的测试

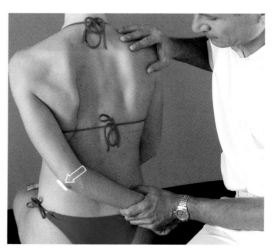

图 2.598　冈上肌等长收缩后放松（PIR），收缩期

阔筋膜张肌

解剖学

起点： 髂前上棘和髂嵴的前部。

走行： 从大腿的近端到中间 1/3 的过渡处转至阔筋膜的髂胫束。

止点： 前部纤维止于髌骨外侧支持带和髌韧带。后部纤维通过髂胫束附着于胫骨外侧髁。

功能

股骨的屈曲、外展和内旋。后部纤维使膝关节保持伸展。该肌肉与有协同作用的臀大肌一起通过髂胫束作为膝关节外侧的稳定肌。

弱征： 屈曲时膝关节外侧缺乏稳定性，可能是膝内翻。

测试

位置： 测试在仰卧位进行。膝关节伸展、髋外展 30°、屈曲 30° 并完全内旋。

测试接触： 从外侧接触小腿远端。

固定： 从外侧固定对侧小腿。

患者： 将伸展的腿向外和向上用力推。

测试者： 向反方向与患者动作对抗。

测试中的错误和预防措施： 患者不应外旋髋关节和屈曲膝关节。在测试之前，伸展的腿必须由测试者从外侧完全支撑。在患者开始收缩肌肉的那一刻，测试者抓握手保持在收缩矢量方向上是以手的平面进行接触。

肌筋膜综合征

拉伸测试： 患者侧卧在治疗床边缘，骨盆前面与床面呈大约 45° 角。下方腿屈曲以稳定身体。测试者利用自身稳定性将患者骨盆固定在此位置，使患者上方腿伸展、内收和外旋并越过床沿向地面放下。

PIR： 从拉伸位置开始，患者向外展、屈曲和内旋方向上轻微抬起伸展的腿。在呼气时，借助自身重量对伸展腿进行拉伸。

典型相关疾病

大腿外侧疼痛，膝外侧疼痛，骨盆病变。双侧功能性无力时可能是由缺铁性贫血引起。

卡压点： L5 神经根病变，髂腰韧带综合征，梨状肌综合征（臀上神经穿过梨状肌上孔时被卡压）。

运动神经支配： 臀上神经（L4、L5、S1）
肌泵区： ICR，肋横突关节（第 3、10 肋）
器官关系： 大肠
经络关系： 大肠经
营养关系： 铁（在双侧功能性无力时）、肠道共生物（乳酸杆菌、大肠杆菌）、L- 谷氨酰胺
脊源性反射 – 支配： L3

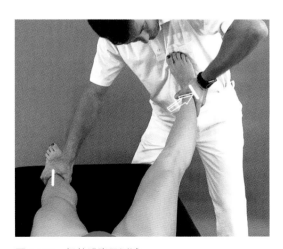

图 2.599　阔筋膜张肌测试

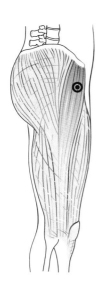

图 2.600 阔筋膜张肌，解剖学示意图

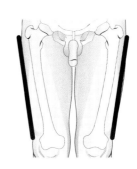

图 2.602 阔筋膜张肌，神经血管反射点（NV）

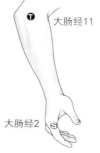

大肠经11

大肠经2

图 2.603 阔筋膜张肌，引流点（S），导入点（T）

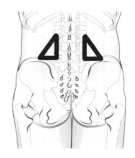

图 2.604 阔筋膜张肌，神经淋巴反射点（NL）前侧

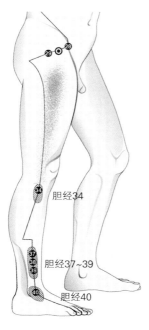

胆经34

胆经37~39

胆经40

图 2.601 阔筋膜张肌，触发点和远端有效穴位

图 2.605 阔筋膜张肌，神经淋巴反射点（NL）后侧

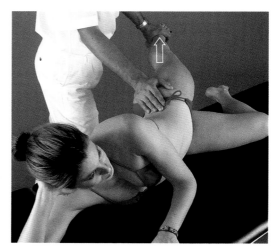

图 2.606 阔筋膜张肌的拉伸和等长收缩后放松（PIR），收缩期

大圆肌

解剖学

起点：肩胛骨背侧的肩胛骨下角和肩胛外侧缘尾侧 1/3 区域。

走行：向肱骨外侧和颅侧走行至肱骨前侧。

止点：与背阔肌纤维共同止于肱骨小结节。

功能

肱骨的内旋、内收和伸展。

弱征：站立时手臂外旋增大。

测试

位置：肘关节屈曲约 90°，肱骨内旋，使手背靠在髂嵴背面上。肱骨最大限度地伸展和内收，即肘部向后移动。

单侧测试：主要在站立位或坐位（肩部治疗）时完成。

测试接触：测试者将手放在患者肘关节内侧处。

固定：利用非测试手和测试者胸廓来稳定患者的躯干。

双侧测试

位置：在俯卧位最实用。同时对两侧肘部施加的压力具有稳定作用。

患者：用力向后推动肘部。

测试者：肱骨内收时，在患者肘部运动圆弧的切线方向上与患者动作对抗。

测试中的错误和预防措施：肱骨的伸展和内收不足，以及由于测试者用力接触引起肘部疼痛。

肌筋膜综合征

拉伸测试：手臂外展和外旋，即放在头部后面。

PIR：从拉伸位置开始，患者在吸气时进行内收（向外），而呼气时，操作者稍微进行拉伸。

典型相关疾病

双侧功能性无力表明胸椎僵硬。

卡压点：C6 神经根病变（椎间孔 C5 / C6）、斜角肌综合征。

> **运动神经支配**：C5~C7；肩胛下神经，偶有胸背神经
> **肋泵区**：ICR，肋横突关节（第 9 肋）
> **器官关系**：脊柱
> **经络关系**：督脉
> **营养关系**：酸碱平衡调节物质（Leaf，1996），锌

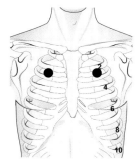

图 2.607 大圆肌，神经淋巴反射点（NL）前侧

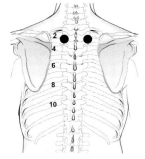

图 2.608 大圆肌，神经淋巴反射点（NL）后侧

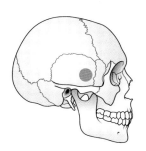

图 2.609 大圆肌，神经血管反射点（NV）

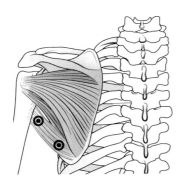

图 2.610   大圆肌，解剖学示意图

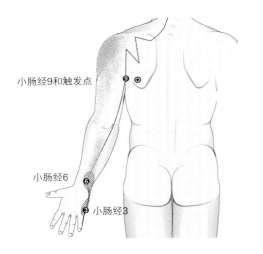

小肠经9和触发点

小肠经6

小肠经3

图 2.611   大圆肌，触发点和远端有效穴位

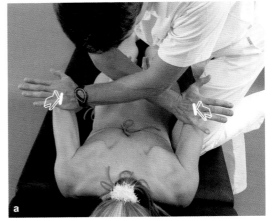

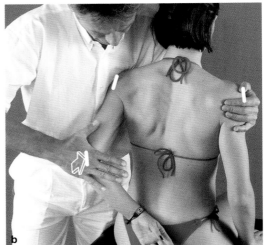

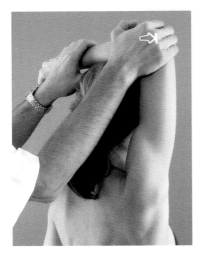

图 2.612   大圆肌，等长收缩后放松（PIR）

图 2.613   大圆肌双侧（a）和单侧（b）的测试

小圆肌

解剖学

起点：肩胛骨背面及外侧缘中间 1/3 处。

走行：向外、向颅侧。

止点：肱骨大结节下部和肩关节囊。

功能

肱骨外旋，以及少许内收和伸展作用。在肱骨的屈曲和外展时将肱骨头稳定在关节盂内。

弱征：站立时手臂内旋增加。

测试

位置：患者肘关节屈曲 90°，肱骨外展 10°~20°，接近完全外旋。肱骨外展至与肌肉纤维成 90°。

测试接触：从外侧接触患者前臂远端。

固定：非测试手从内侧固定肘部，但应避免接触引流点三焦经 10。

患者：最好将肘部拉向身体并以最大力量向外旋转前臂。

测试者：持续向内旋方向上施力，与患者动作对抗。

测试中的错误和注意事项：外旋不足。手臂外展而不是外旋。过度的外展（20°~30°）导致冈下肌过多募集。肘部必须牢固稳定。

肌筋膜综合征

拉伸测试：手臂在肘部屈曲时外展和内旋。这在一定程度上拉伸了大圆肌，同时冈下肌和背阔肌也被拉伸。通过触诊以及"摸背试验"来区分拉伸的肌肉：当外旋肌（小圆肌和冈下肌）缩短时，患者的手刚好够到髋部。

PIR：从拉伸位置开始，患者在保持吸气的同时略微向内收和外旋方向推动。在呼气期间，操作者朝外展和内旋略微进行拉伸。

典型相关疾病

甲状腺功能紊乱、肩部问题。

卡压点：C5 或 C6 神经根病变、斜角肌综合征、肋锁综合征、胸小肌综合征。

运动神经支配：腋神经（C5、C6）
肋泵区：ICR，肋横突关节（第 3 肋）
器官关系：甲状腺
经络关系：三焦经
营养关系：热量、硒、锌、镁、维生素 A、复合维生素 B、酪氨酸

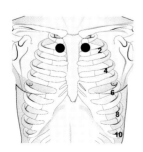

图 2.614　小圆肌，神经淋巴反射点（NL）前侧

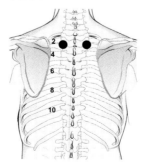

图 2.615　小圆肌，神经淋巴反射点（NL）后侧

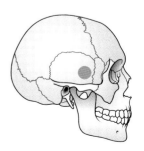

图 2.616　小圆肌，神经血管反射点（NV）

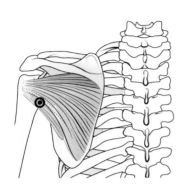

图 2.617   小圆肌，解剖学示意图

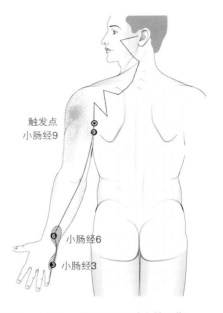

图 2.619   小圆肌，触发点和远端有效穴位

触发点
小肠经9

小肠经6

小肠经3

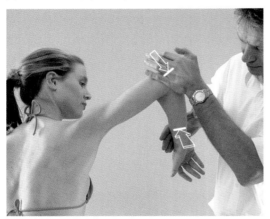

图 2.618   小圆肌，等长收缩后放松（PIR），收缩期

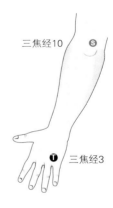

三焦经10

三焦经3

图 2.620   小圆肌，引流点（S），导入点（T）

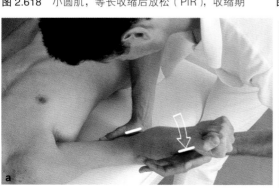

图 2.621   小圆肌测试

胫骨前肌

解剖学

起点：胫骨外侧髁和胫骨外侧面颅侧2/3，小腿骨间膜和小腿筋膜。

走行：是小腿胫腓骨间最浅层的肌肉。

止点：内侧楔骨内侧面和足底面以及第1跖骨底部。

功能

在踝关节背伸足。在距下关节和跗骨关节处内翻足。

弱征：足外翻，行走时出现"扁平足"。

测试

位置：患者仰卧位。以右侧胫骨前肌的测试为例。测试者站在治疗床尾，用右手从内侧和下方（手指放在足底）抓住患者的足部并将它完全旋后。测试者肘部向患者颅侧运动，以使测试臂与测试矢量方向上对齐。此时，患者足背伸。如果可能的话，踇趾保持屈曲，但不应触发疼痛。

固定：左手稳定足跟。

患者：用足够的力量将前足向颅侧保持在旋后位。

测试者：持续向跖屈和外翻方向上与患者动作对抗。

为了测试左侧胫骨前肌，手的位置应与右侧测试时相反。

替代测试位置

测试接触：为了测试右侧胫骨前肌，测试者用右手手指从内侧和背侧握住患者的前足，拇指掌指关节位于患者的踇趾下。足旋后并背伸。

固定：左手从外侧和下方固定足跟。在这里可以被动地屈曲踇趾。

患者：用力将前足向旋后和背伸方向上拉。

测试者：用力向跖屈和外翻方向上拉，与患者动作对抗。前臂必须朝向测试矢量的方向。当测试左胫骨前肌时，手的位置也会相反。

测试中的错误和预防措施：必须严格按照描述的足部姿势和测试矢量进行操作。测试手和固定手的接触不应激发疼痛（如踇趾跖趾关节炎）。

肌筋膜综合征

拉伸测试：患者的足部进行跖屈和外翻。

PIR：从拉伸位置开始，患者在吸气期间稍微朝向背伸和内翻方向上用力，操作者在患者呼气期间轻微向拉伸方向上进行牵拉。

典型相关疾病

胫骨前肌高张性可导致腰肌和大腿肌群的反射抑制，并伴有相应的步态异常（短步）。腓肠肌和比目鱼肌的高张性和缩短可能导致胫骨前肌的反射抑制。此外，受抑制的胫骨前肌也可导致小腿三头肌的缩短和高张性。

卡压点：梨状肌综合征、腓管综合征。根据 L5 的其他情况，胫骨前肌是 L4 运动神经根的关键肌（L3 / L4 椎间孔病变，L4 / 5 椎间孔）（Patten，1998；Walther，2000）。

运动神经支配：腓深神经（L4、L5 和 S1）
肋泵区：ICR，肋横突关节（第 6、8 肋）
器官关系：膀胱
经络关系：膀胱经
营养关系：维生素 A、复合维生素 B、钾
脊源性反射 - 支配：L4

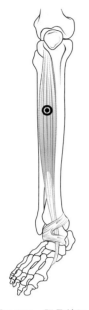

图 2.622　胫骨前肌，解剖学示意图

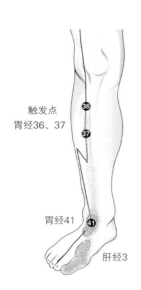

触发点
胃经36、37

胃经41

肝经3

图 2.623　胫骨前肌，触发点和远端有效点

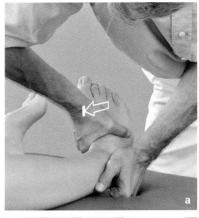

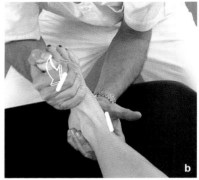

图 2.625　胫骨前肌测试，图 b 所示踇趾屈曲以避免其他肌肉被募集

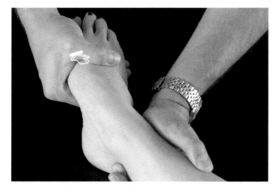

图 2.624　胫骨前肌，等长收缩后放松（PIR）

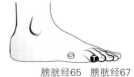

膀胱经65　膀胱经67

图 2.626　胫骨前肌，引流点（S），导入点（T）

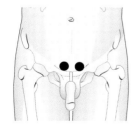

图 2.627　胫骨前肌，神经淋巴反射点（NL）前侧

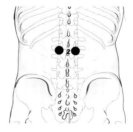

图 2.628　胫骨前肌，神经淋巴反射点（NL）后侧

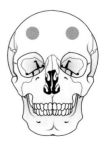

图 2.629　胫骨前肌，神经血管反射点（NV）

胫骨后肌

解剖学

起点：胫骨背侧面的外侧部分，腓骨内侧面的近端 2/3 和骨间膜。

走行：在与拇长屈肌和趾长屈肌相同平面的小腿背侧肌群的深层。所有肌腱都穿过踝管。

止点：足舟骨粗隆，一些肌腱止于距骨支柱、楔骨和第 2~4 跖骨底。

功能

足的内翻和跖屈。支撑足弓。

弱征：外翻 – 扁平足。足趾行走困难，足部承重时，拇短屈肌无力（踝管卡压）。

测试

位置：测试者站在治疗床尾，患者仰卧位。

测试接触：为了测试右侧胫骨后肌，右手各手指在足底从足的内侧握住患者足部，并将其跖屈和内翻。

固定：用左手从外侧固定患者跟骨。

患者：用力将足部向下和向内推。

测试者：保持向背伸和外翻方向与患者动作对抗。对抗力的方向应与从下到上、从内到外的矢量对应。

对于左侧胫骨后肌，手位置与右侧测试时相反。

在测试期间，应注意胫骨前肌的肌腱抬高（募集）。

替代测试位置

测试接触：站在床尾的右侧，可以用右手自下方从尾侧和内侧抓住患者的足部，并将其跖屈和内翻。

固定：用于固定的左手从外侧托住患者跟骨。

患者：必须注意如上所述的测试矢量。对于左侧足，测试者的手位置与右侧测试时相反。

测试中的错误和预防措施：跖屈不足导致胫骨前肌大量募集。测试手和固定手的接触不应引起疼痛。

肌筋膜综合征

拉伸测试：足外翻、背伸并旋后。

PIR：从拉伸位置开始，患者在足内翻并跖屈时轻微收缩以抵抗测试者的阻力。在放松阶段，在拉伸位置轻微牵拉。

卡压因素：未知，肌肉位于血管神经干下。

运动神经支配：胫神经（L5、S1）
肋泵区：ICR，肋横突关节（第 3、8 肋）
器官关系：肾上腺
经络关系：心包经（循环 – 生殖）
营养关系：酪氨酸、维生素 B$_3$、维生素 B$_5$、维生素 B$_6$、维生素 B$_9$、维生素 B$_{12}$、维生素 C、人参等肾上腺补品
脊源性反射 – 支配：L1、L5、S1

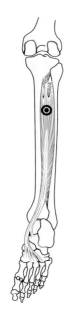

图 2.630　胫骨后肌，解剖学示意图

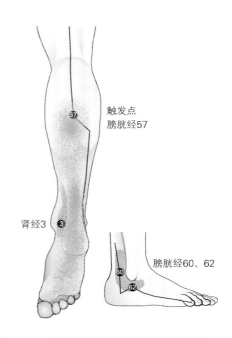

触发点
膀胱经57

肾经3

膀胱经60、62

图 2.632　胫骨后肌，触发点和远端有效穴位

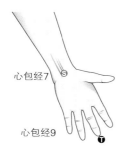

心包经7

心包经9

图 2.631　胫骨后肌，引流点（S），导入点（T）

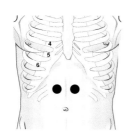

图 2.633　胫骨后肌，神经淋
巴反射点（NL）前侧

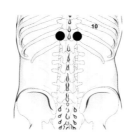

图 2.634　胫骨后肌，神经淋
巴反射点（NL）后侧

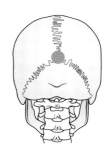

图 2.635　胫骨后肌，神经血
管反射点（NV）

典型相关疾病

外翻 – 扁平足。在这些病例中，典型的触诊疼痛通常发生于跟骨外侧、膝关节内侧、股骨大转子、腰伸肌、菱形肌、前斜角肌和翼内、外肌（Leaf，1996）。

卡压点： L5 神经根病变（L4 / L5 椎间孔）、髂腰韧带综合征、梨状肌综合征、腘窝综合征。根据 Patten（1998）观点，S1 神经根病变（L5 / S1 椎间孔）导致胫骨后肌（除其之外还有腓肠肌）的无力。

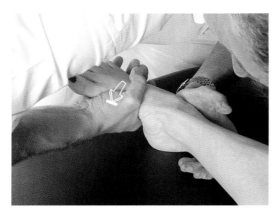

图 2.636　胫骨后肌的测试

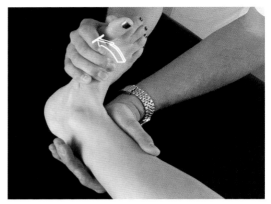

图 2.638　胫骨后肌，等长收缩后放松（PIR）

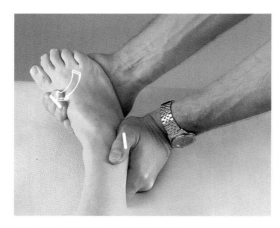

图 2.637　胫骨后肌，替代测试位置

斜方肌

斜方肌，下部（上行束）

解剖学
起点：T6~T12 棘突。

走行：背部肌肉浅层。纤维呈扇形向外汇聚。

止点：肩胛冈内侧 1/3 处。

功能
肩胛骨的回缩、下降、旋转（关节盂向颅侧旋转，上回旋），内侧缘被拉向脊柱和尾侧。协助脊柱的直立姿势。

弱征：站立时肩部更加向前并且更高。在双侧无力的情况下，胸椎可能会更加后凸，最终形成圆背的姿势。

测试
位置：通常患者取俯卧位，测试侧位于床边缘。手臂在肘伸展下外展 130°　并外旋，拇指指向上方。头部可以旋转到测试侧。

该测试也可以仰卧位进行，则利用触诊肩胛骨下角来测试稳定性会难度更大（见下文），但患者的稳定性通常更好。

如果在坐位或站立位时测试肌肉，则需要从前侧稳定肩部。

测试接触：一只手从背侧接触患者的前臂。

固定：另一只手固定患者胸背部。

患者：用力向上（背侧）抬动伸展的手臂。

测试者：保持向下（腹侧）施力与患者动作对抗。关键因素是必须注意肩胛骨下角向内、向下的稳定。

如果测试时显示肩胛骨下角没有运动，但患者手臂向后运动出现不稳，则提示背侧肩关节稳定肌（特别是后侧三角肌）存在无力。

测试中的错误和注意事项：测试必须控制阻力大小，因为测试者手臂的杠杆作用力与普通患者的力量相比较大。必须如上所述区分三角肌后部、斜方肌中部和斜方肌下部的功能。

肌筋膜综合征
拉伸测试：无法进行实际的长度测试。可通过触发点因触诊和激惹而传递疼痛，可在患者坐位时进行检查，这增加了脊柱后凸以及肩部前伸的幅度。

典型相关疾病
慢性肋骨功能障碍，胸椎后凸增大。有胸腰椎僵硬时表现为双侧肌无力。

卡压点：C3 神经根病变（C2 / C3 椎间孔）、颅底病变（颈静脉孔，副神经出口）。

运动神经支配：副神经脊髓根，C2~C4 颈神经腹侧支
内脏体壁反射（TS 线）：T7
肋泵区：ICR，肋横突关节（第 7、11 肋）
器官关系：脾脏
经络关系：脾经
营养关系：维生素 C、钙

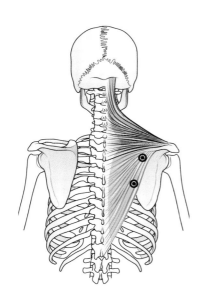

图 2.639　斜方肌下部，解剖学示意图

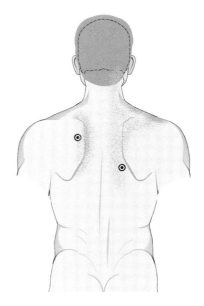

图 2.641　斜方肌下部，触发点及牵涉痛：颅侧触发点位于左侧，尾侧触发点位于右侧

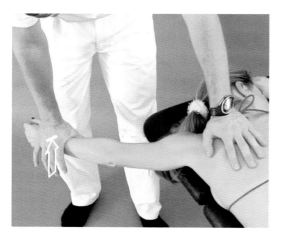

图 2.640　斜方肌下部测试；固定手可以放在测试侧肩胛骨上以记录其运动，但稳定性较差

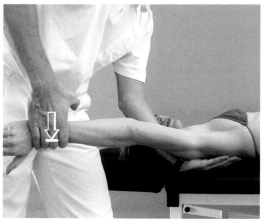

图 2.642　斜方肌下部测试，触诊可能发生的肩胛骨运动

斜方肌，中部（水平束）

解剖学
起点：T1~T5 棘突。
走行：肌肉的纤维向外水平延伸。
止点：肩胛冈和肩峰。

功能
肩胛骨的回缩，协助上提肩胛骨。
弱征：肩部前伸，圆背。

测试
位置：患者俯卧位，肘关节伸展下肩关节外展 90°并外旋（拇指指向上方或后方）。

该测试也可以仰卧位进行，则利用触诊肩胛骨来测试稳定性难度更大，但患者的固定通常更好。如果在坐位或站立位测试肌肉，则需要从前侧稳定肩部。

测试接触：一只手从背侧接触患者的前臂。

固定：另一只手固定患者胸背部。

患者：用力向上（背侧）推动伸展的手臂。

测试者：保持向下（腹侧）施力与患者动作对抗。关键标准是肩胛骨内侧缘向内是否稳定。如果在测试过程中肩胛骨没有运动，但是患者手臂向后运动出现不稳，则提示肩关节伸肌（特别是三角肌后部）存在无力。

测试中的错误和注意事项：测试必须控制阻力大小，因为测试者手臂的杠杆作用力与普通患者的力量相比较大。肩关节伸肌和斜方肌下部的功能必须如上所述方法进行区分。

肌筋膜综合征
拉伸测试：不是很有意义，因为触发点通常在缩短的胸肌中造成无力表现，并且在这种情况下形成圆背。

典型相关疾病
慢性肋骨功能障碍。

Leaf（1996）描述了通过斜方肌中部试验能够测试证明脊柱伸肌在足底肌高张性时存在被抑制的情况，即测试该肌肉，在站立时受到抑制而在坐位时正常。如果患者在站立位时足部承重，则抑制模式会重新出现在斜方肌和所有其他脊柱伸肌上。在某些情况下，必须由前足承重。

卡压点：C3 神经根病变，颅底病变（颈静脉孔，副神经出口）

运动神经支配：副神经脊髓根，C2~C4 颈神经腹侧支
内脏体壁反射（TS 线）：T7
器官关系：脾脏
营养关系：维生素 C、钙
经络关系：脾经
肋泵区：ICR，肋横突关节（第 7、11 肋）

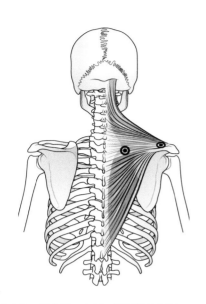

图 2.643　斜方肌，中部，解剖学示意图

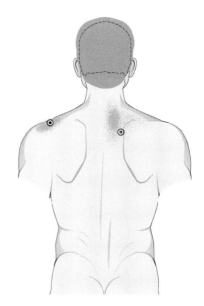

图 2.645　斜方肌中部，触发点及牵涉痛，左侧显示为外侧触发点，右侧显示内侧触发点

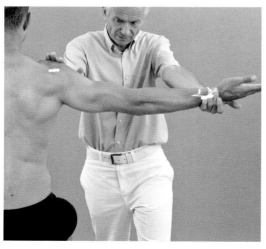

图 2.644　斜方肌中部的测试，稳定手可以放置在患者测试侧的肩胛骨上以记录其运动，但稳定性较差

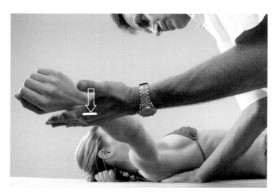

图 2.646　依据 Beardall 的斜方肌中部测试

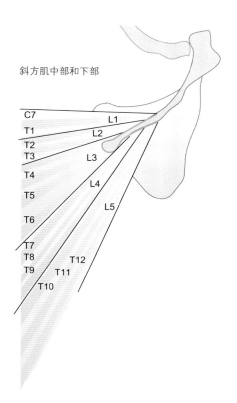

斜方肌中部和下部

C7
T1
T2
T3
T4
T5
T6
T7
T8
T9
T10

L1
L2
L3
L4
L5

T12
T11

图 2.647　斜方肌中部和下部的脊源性反射区

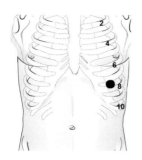

图 2.648　斜方肌，下部和中部，神经淋巴反射点（NL）前侧

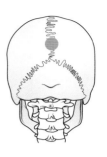

图 2.650　斜方肌，下部和中部，神经血管反射点（NV）

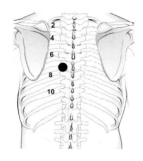

图 2.649　斜方肌，下部和中部，神经淋巴反射点（NL）后侧

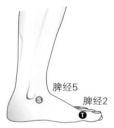

图 2.651　斜方肌，下部和中部，引流点（S），导入点（T）

斜方肌，上部（下行束）

解剖学

起点：枕外隆凸，上项线的内侧 1/3，项韧带和 C7 棘突。

走行：颅侧纤维几乎垂直下降，然后向前转到锁骨外侧 1/3。尾侧纤维水平走行。肌肉位于肩胛提肌和菱形肌浅层。

止点：锁骨的外侧 1/3 和肩峰，以及肩胛冈外侧端的颅侧缘。

功能

上提肩部，肩胛骨旋转使关节盂指向颅侧。头部和颈椎的同侧屈，头部和颈椎的伸展，协助向对侧旋转。协助固定肩锁关节（除三角肌外）。

弱征：站立时肩下垂，双侧无力时头部姿势前倾。

测试

位置：患者上提肩部并向同侧屈曲头部，使耳朵接近肩部。然后将头部向对侧旋转约 15°。

测试接触：在测试的对侧，手平放在颅骨区域。

固定：固定的手放在肩部。

患者：用尽全力使肩膀和耳接近。

测试者：保持在头肩分离方向上，与患者动作对抗。在这种情况下，必须保持头部侧屈运动弧线切线上的测试矢量。

或者，测试者可以站在测试侧，将双手放在患者的头部和肩部之间使头肩分离。

测试中的错误和注意事项：肩部上提不足，头部旋转不足。测试者的位置不当可能导致患者未达到最大力或未检出无力。

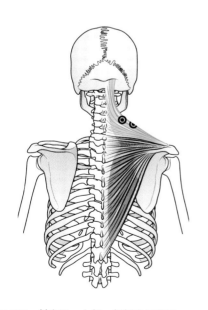

图 2.652　斜方肌，上部，解剖学示意图

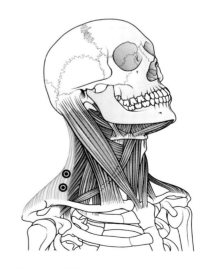

图 2.653　斜方肌，上部，解剖学示意图

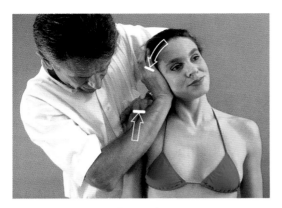

图 2.654　斜方肌，上部，测试

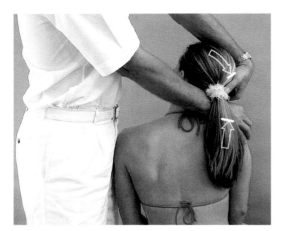

图 2.655　斜方肌，上部测试的替代位置

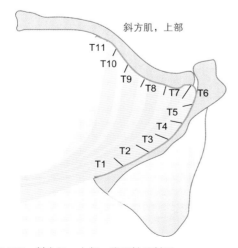

图 2.656　斜方肌，上部，脊源性反射区

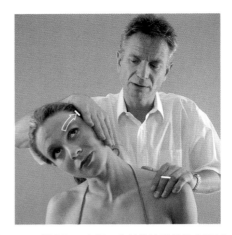

图 2.657　斜方肌，上部，等长收缩后放松（PIR），吸气，收缩

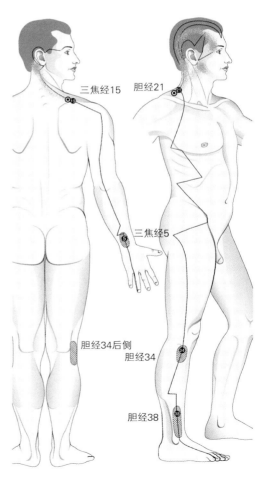

图 2.658　斜方肌，上部，触发点，牵涉痛和远端有效穴位

肌筋膜综合征

拉伸测试：患者坐在椅子上。将患者头部置于屈曲并向对侧侧屈方向。

向尾侧固定肩部。也可以在仰卧位下操作。治疗师向尾侧压肩部，将头部向对侧倾斜的同时略微向同侧旋转。

PIR：从拉伸位置开始，患者向中立位方向上轻轻收缩；在放松阶段，检查者向屈曲和侧倾方向上朝对侧稍微拉伸。

典型相关疾病

除了肩胛提肌之外，斜方肌上部最常出现触发点，并且更是"心身应激肌"。足底肌肉的高张性导致脊柱伸肌的抑制，包括斜方肌上部（斜方肌下行束）（Leaf，1996）。这种关系可以通过在站立或坐着时来测试斜方肌上部进行诊断。此时，如果足底肌肉是在坐位的情况下承受重量，则斜方肌上部测试是正常。

卡压点：C3 神经根病变，颞枕交界区（颈静脉孔）的颅底病变可能会刺激副神经。

> **运动神经支配：**副神经（第 11 脑神经），C2~C4 颈神经
> **器官关系：**眼、耳
> **经络关系：**肾经
> **营养关系：**维生素 A、维生素 B_2、维生素 B_3、复合维生素 B、生物黄酮类、多不饱和脂肪酸、钙

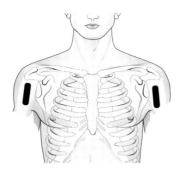

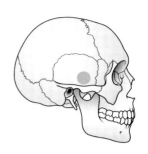

图 2.659 斜方肌，上部，神经淋巴反射点（NL）前侧　**图 2.661** 斜方肌，上部，神经血管反射点（NV）

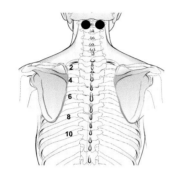

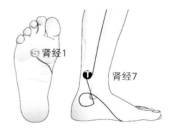

图 2.660 斜方肌，上部，神经淋巴反射点（NL）后侧　**图 2.662** 斜方肌，上部，引流点（S），导入点（T）

肱三头肌和肘肌

解剖学
起点

长头：肩胛骨盂下结节。

外侧头：肱骨近端 1/2 的外侧和后侧。

内侧头：肱骨内侧和背侧表面的远端 2/3 处（桡神经沟的远端）。

肘肌：向肱三头肌外侧延伸，起点位于肱骨外上髁的背面。

走行：肱三头肌的近端纤维由近端至远端走行，远端纤维向下走行。

止点

肱三头肌：尺骨鹰嘴和前臂筋膜的后侧面上。

肘肌：鹰嘴外侧和尺骨背面近端 1/4 处。

功能

肘关节完全伸展。肱三头肌长头参与肱骨的伸展和内收。

弱征：肘关节屈曲。

测试肘关节的伸展效果

位置：肘关节屈曲 80° 并保持在旋前和旋后的中立位（肱三头肌三个头的整体测试）。根据 Beardall（1982）的观点，测试外侧头，前臂旋后；测试长头，前臂保持在中立位（拇指朝上）；对于内侧头的测试，前臂要旋前。根据起点，可以在前臂 10° 屈曲和旋后的情况下测试肘肌。

测试接触：置于患者前臂远端下方，固定手由腹侧接触患者肘部。

患者：用尽全力伸展肘关节。

测试者：保持在患者前臂屈曲移动的弧形方向上与患者动作对抗。

测试肩关节的伸展作用

位置：长头，可以在肱骨伸展约 40°、肘关节屈曲约 90° 位置进行测试。由于肱三头肌的双关节作用，为保持最佳长度比，肘关节屈曲对于测试是必要的。

测试接触：从背侧接触到患者肘部。

固定：从前侧固定患者肩部。

患者：将肘部用尽全力朝背侧推以抵抗阻力。

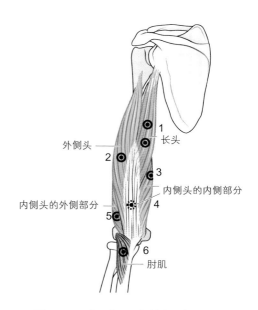

图 2.663　肱三头肌，解剖学示意图

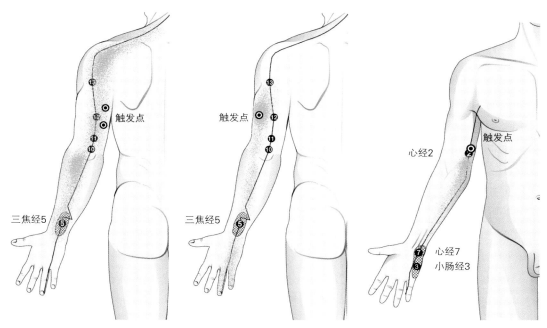

图 2.664　肱三头肌长头，触发点　　图 2.665　肱三头肌外侧头，触发点　　图 2.666　肱三头肌内侧头内侧缘的触发点

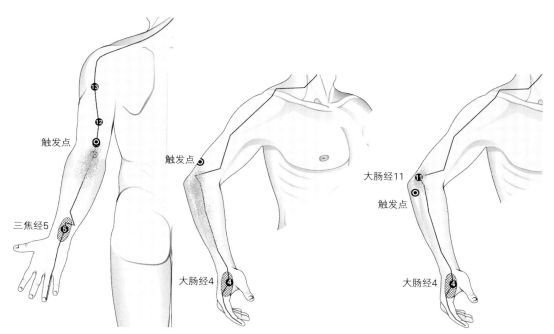

图 2.667　肱三头肌内侧头的深部触发点　　图 2.668　肱三头肌内侧头外侧缘触发点　　图 2.669　肘肌触发点

整体测试的替代

位置：仰卧位。肩关节屈曲 60° ~ 70°，肘关节屈曲约 80°。

坐位，特别是在颈椎作用时，可以按如下方式进行测试：肩关节伸展 30° ~45°，肘关节屈曲约 60°。

测试接触：患者的前臂。

患者：朝前臂伸展方向推，以抵测试者施加的阻力（语言交流）。该测试需要肩屈肌有良好的稳定性。

测试者：保持在前臂屈曲的弧线方向上与患者动作对抗。

测试中的错误和注意事项：肘关节屈曲避免超过 90°，在测试过程中手臂必须达到最佳稳定状态。

肌筋膜综合征

拉伸测试：前臂在肘部以及上臂在肩部均保持最大屈曲。患者可以坐位或仰卧位。

肱三头肌长头区域存在缩短、肌紧张和触发点的标志是上臂外展和屈曲能力的下降，即患者不能在肘部屈曲时将上臂放到耳处。

PIR：检查者将患者前臂远端保持在如上所述的拉伸位置，并要求患者在吸气期间伸展肩部和肘部，即将手向头移动。在呼气期间，治疗师通过将手向尾侧轻微牵拉，以使肩部和肘部进一步屈曲。

卡压因素：肱三头肌外侧头的触发点会刺激桡神经沟区域的桡神经。症状包括前臂背侧和手背区域的感觉迟钝（浅支）。前臂背侧肌群可能有功能障碍（深支）。

典型相关疾病

通常可以通过针刺肱三头肌外侧头的外侧纤维和肱三头肌肌腱区域中的触发点来治疗肱骨外上髁炎。肘肌区域的触发点可以模仿肱骨外上髁炎的疼痛模式。

内侧头的内侧纤维区域中的触发点可以模拟肱骨内上髁炎或联合发生。除了在肱骨上髁区域治疗骨膜刺激之外，还需要针刺触发点。

卡压点：C7 神经根（C6 / C7 椎间孔）的病变时肱三头肌无力。此外还有斜角肌综合征、后肋锁综合征、胸小肌综合征。

运动神经支配：桡神经（C6~C8 和 T1）
肋泵区：ICR，肋横突关节（第 2、10 肋）
器官关系：胰腺
经络关系：脾经（胰脏）
营养关系：维生素 A、维生素 B_3、锌、硒、铬、镁、酶素、多不饱和脂肪酸

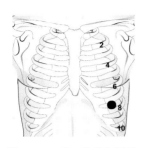

图 2.670　肱三头肌和肘肌，
神经淋巴反射点（NL）前侧

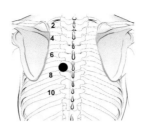

图 2.671　肱三头肌和肘肌，
神经淋巴反射点（NL）后侧

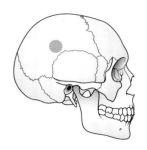

图 2.672　肱三头肌和肘肌，
神经血管反射点（NV）

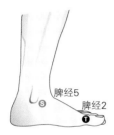

图 2.673　肱三头肌，引流点（S），导入点（T）

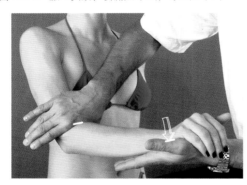

图 2.674　肱三头肌内侧头的测试

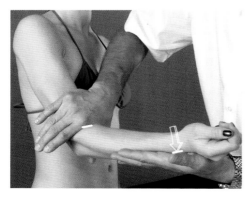

图 2.675　肱三头肌外侧头的测试

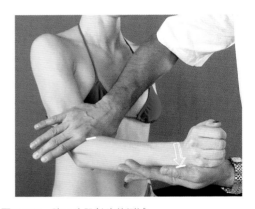

图 2.676　肱三头肌长头的测试

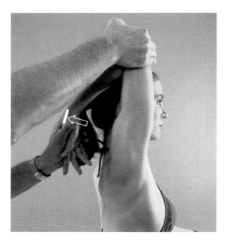

图 2.677　肱三头肌等长收缩后放松（PIR），收缩期

膈肌（膈）

解剖学

起点

胸骨部：剑突的内表面。

肋骨部：下 6 对肋骨和肋软骨的内表面。

腰部：右膈肌脚起自 L1~L4。左膈肌脚起自 L1~L3。内侧弓状韧带越过腰大肌，从 L2 椎体到 L1 的肋突。外侧弓状韧带越过腰方肌，从 L1 肋突到第 12 肋顶部。

开口

最靠前，略微偏右侧：腔静脉孔。

略偏左：食管裂孔，以膈肌右脚和左脚的交叉纤维为界。

膈肌右脚和左脚之间：主动脉裂孔。

止点：中心腱。这是在膈肌穹顶中间的扁平腱膜，所有肌纤维都走行至膈肌穹顶。

功能

膈肌是主要的呼吸肌。肌肉的收缩导致膈肌穹顶的降低。膈肌通过改变胸腔和腹腔中的压力比从而促进血液和淋巴液流动。左右膈肌脚有助于关闭贲门。

如整骨疗法中所述，膈运动是内脏活动的起源。

弱征：膈肌抑制侧的胸廓移动减少，腹式呼吸减少，肺活量和最大秒呼吸量下降。

测试

膈肌无法直接测试。可以使用以下功能检查。

1.Snider 试验（Walther，2000）：在患者张开口前方 15 cm 处置点燃的一根火柴。火焰比口部低约 10 cm，因为呼气时通过上部门牙的气流会向下偏转。要求患者在张口的情况下，用冲击式呼气来吹灭火焰。这是一个简单的定向测试。更精确的是最大秒呼吸量或冲击式呼气量的测试。

2. 触诊：将双手放在下胸部，在吸气时触诊左右两侧下肋骨的移动并测量胸围差。胸围差减少的一侧提示存在膈肌功能障碍。在这一侧，由于膈肌反应性无力引起的腰肌高张性，腿部的内旋通常也增加。（反应性肌肉模式，参见 Garten，2012，kap. 10.3.1.3）。

3. 治疗定位和激惹：应用肌动学的方法，可以通过在剑突下进行治疗定位来诊断膈肌功能障碍。由于这种激发，正常反应性指征肌在膈肌功能障碍中变得迟钝。

如果没有直接发生这种情况，患者在保持治疗定位的同时进行 3~4 次的吸气和呼气。在这种操作之后，通常存在指征肌的功能障碍。

4. 直接激惹：通过在左右两侧肋弓下方的接触，可以直接激惹膈肌。测试者使用手尺侧边缘或成角手指末节（来自颅侧）或张开的拇指（来自尾侧）平放在肋弓下方深处，并通过背侧和颅侧的拉伸激惹膈肌。存在功能障碍时，正常反应性指征肌通过这种激惹而变得反应迟钝。

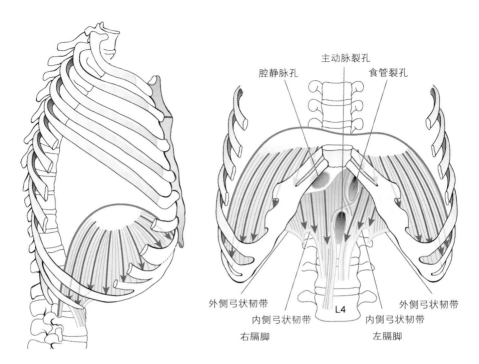

图 2.678   膈肌，解剖学示意图

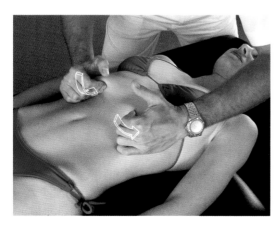

图 2.679   膈肌，对肋弓的直接激惹

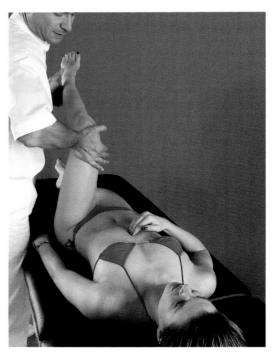

图 2.680   膈肌功能障碍时治疗定位和呼吸会导致正常反应性指征肌的反应异常

典型相关疾病

膈肌功能障碍发生在下颈椎功能障碍（C3~C5）以及下胸椎和上腰椎僵硬的情况下。

膈肌功能障碍和内脏疾病通常合并：肝脏硬化与膈肌功能障碍有关。在反流性食管炎中，膈肌功能正常化必须为第一步：膈脚支持贲门功能。

所有氧合紊乱（血氧饱和度低于 98%）必须通过肋功能和膈肌功能的正常化来治疗。这通常是中枢神经系统（主要是小脑）敏感结构功能障碍的第一个关键指标。

运动神经支配：膈神经（C3~C5）
内脏体壁反射（TS 线）：在 T5 和 T6 之间
经络关系：任脉

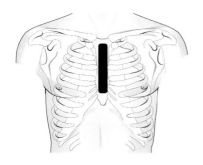

图 2.681　膈肌，神经淋巴反射点（NL）

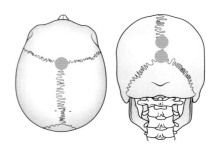

图 2.682　膈肌，神经血管反射点（NV）

颅骨肌肉神经血管反射点

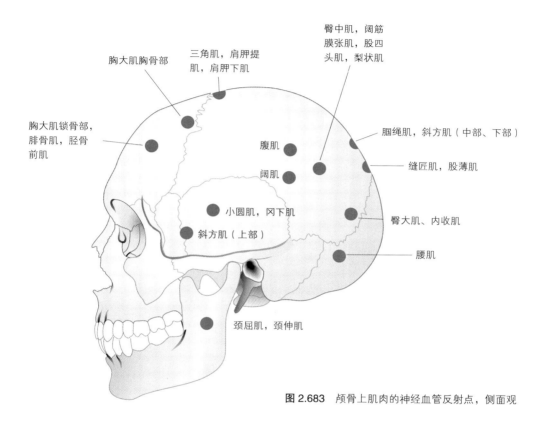

图 2.683 颅骨上肌肉的神经血管反射点，侧面观

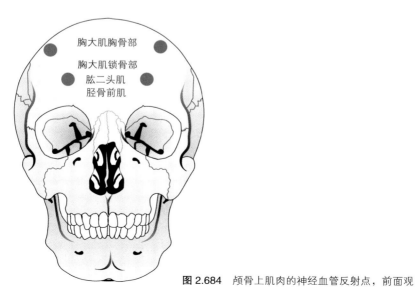

图 2.684 颅骨上肌肉的神经血管反射点，前面观

前面肌肉神经淋巴反射区

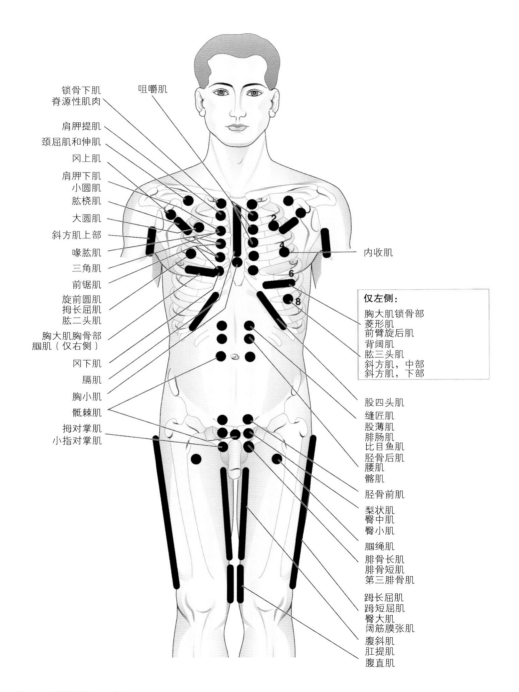

锁骨下肌
脊源性肌肉

咀嚼肌

肩胛提肌

颈屈肌和伸肌

冈上肌

肩胛下肌
小圆肌
肱桡肌
大圆肌

斜方肌上部

喙肱肌

三角肌

前锯肌

旋前圆肌
拇长屈肌
肱二头肌

胸大肌胸骨部
腘肌（仅右侧）

冈下肌

膈肌

胸小肌

骶棘肌

拇对掌肌
小指对掌肌

内收肌

仅左侧：

胸大肌锁骨部
菱形肌
前臂旋后肌
背阔肌
肱三头肌
斜方肌，中部
斜方肌，下部

股四头肌
缝匠肌
股薄肌
腓肠肌
比目鱼肌
胫骨后肌
腰肌
髂肌

胫骨前肌

梨状肌
臀中肌
臀小肌

腘绳肌

腓骨长肌
腓骨短肌
第三腓骨肌

跨长屈肌
跨短屈肌
臀大肌
阔筋膜张肌

腹斜肌
肛提肌
腹直肌

图 2.685 前面肌肉神经淋巴反射区

后面肌肉神经淋巴反射点

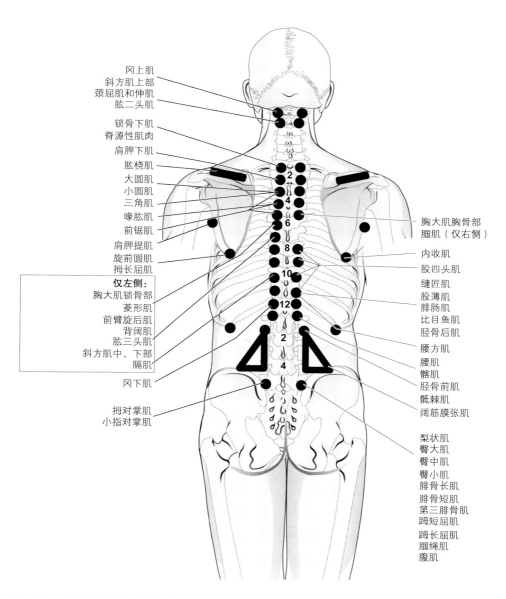

冈上肌
斜方肌上部
颈屈肌和伸肌
肱二头肌

锁骨下肌
脊源性肌肉

肩胛下肌

肱桡肌
大圆肌
小圆肌
三角肌
喙肱肌
前锯肌

肩胛提肌
旋前圆肌
拇长屈肌

仅左侧：
胸大肌锁骨部
菱形肌
前臂旋后肌
背阔肌
肱三头肌
斜方肌中、下部
膈肌

冈下肌

拇对掌肌
小指对掌肌

胸大肌胸骨部
腘肌（仅右侧）

内收肌
股四头肌
缝匠肌
股薄肌
腓肠肌
比目鱼肌
胫骨后肌
腰方肌
腰肌
髂肌
胫骨前肌
骶棘肌
阔筋膜张肌

梨状肌
臀大肌
臀中肌
臀小肌
腓骨长肌
腓骨短肌
第三腓骨肌
蹬短屈肌
蹬长屈肌
腘绳肌
腹肌

图 2.686　后面肌肉神经淋巴反射点

臂丛神经和神经卡压

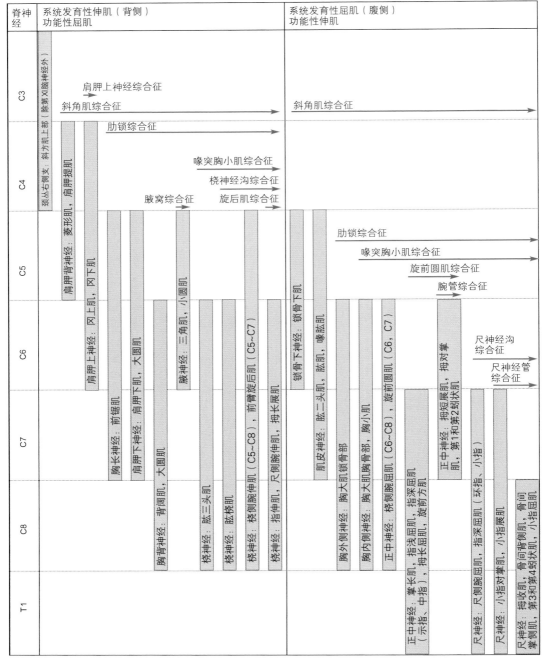

图 2.687 臂丛神经和神经卡压

腰骶丛和神经卡压

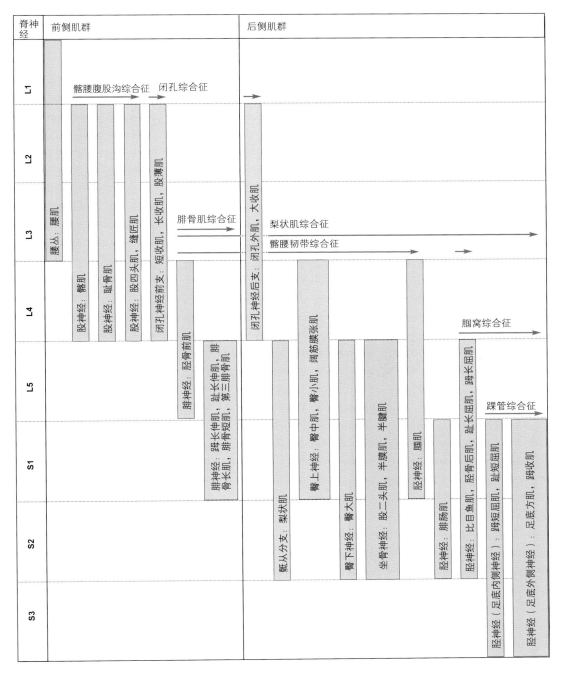

图 2.688　腰骶丛和神经卡压

肌肉−器官（经络）−营养

表 2.7　各肌肉与器官 / 经络 − 营养关联的整理

肌肉	器官（经络）	正分子物质
腹肌	小肠（小肠经）	vit E，酶，盐酸甜菜碱，共生有机体，L− 谷氨酰胺
髋内收肌	生殖腺（心包经）	vit A、vit B_3、vit C、vit E、PUFA、锌、硒、镁
肱二头肌	胃（胃经）	磷酸酶
喙肱肌	肺（肺经）	vit C、vit E、β 胡萝卜素、硒、N− 乙酰半胱氨酸
三角肌	肺（肺经）	vit C、vit E、β 胡萝卜素、硒、N− 乙酰半胱氨酸
膈肌	任脉	
腕屈 / 伸肌	胃（胃经）	磷酸酶、铁、vit B_5、PUFA
蹬屈肌（长、短）	蹠管	钙、镁、铁、磷酸酶、vit B_5，PUFA
腓肠肌	肾上腺（心包经）	vit B_3、vit B_5、vit B_6、vit B_9、vit B_{12}、vit C、酪氨酸、肾上腺提取物
臀大肌	生殖腺（心包经）	vit A、vit B_3、vit C、vit E、PUFA、锌、硒、镁
臀中 / 小肌	生殖腺（心包经）	vit A、vit B_3、vit C、vit E、PUFA、锌、硒、镁
股薄肌	肾上腺（心包经）	vit B_3、vit B_5、vit B_6、vit B_9、vit B_{12}、vit C、酪氨酸、肾上腺提取物
腘绳肌	直肠（大肠经）	vit E、钙、镁、L− 谷氨酰胺
回盲瓣（ICV）		钙、镁、共生有机体、叶绿素
冈下肌	胸腺（三焦经）	硒、镁、铜、抗氧化剂、免疫植物治疗
背阔肌	胰腺（脾经）	vit A、vit B_3、锌、硒、铬、镁、酶、PUFA
肩胛提肌	甲状旁腺（肺经）	钙、镁、vit D
颈伸肌	鼻窦（胃经）	vit B_3、vit B_6、碘
颈屈肌	鼻窦（胃经）	vit B_3、vit B_6、碘
拇对掌肌，小指对掌肌	腕管（胃经）	vit B_6、vit B_5、铁、PUFA、磷酸酶
胸大肌锁骨部	胃（胃经）	盐酸甜菜碱、缓存物质、vit B_1、vit B_{12}、锌
胸大肌胸骨部	肝脏（肝经）	vit A、复合 vit B、L− 谷胱甘肽、乙酰半胱氨酸、奶蓟

续表

表 2.7　各肌肉与器官 / 经络 – 营养关联的整理

胸小肌		抗氧化剂、低剂量 vit A
腓骨长、短肌，第三腓骨肌	膀胱（膀胱经）	vit A、vit B_1、复合 vit B、钾
梨状肌	生殖腺（心包经）	vit A、vit B_3、vit C、vit E、PUFA、锌、硒、镁
腘肌	胆囊（胃经）	vit A、β 胡萝卜素
旋前圆肌	胃（胃经）	钙、镁、铁、磷酸酶、vit B_5、PUFA
腰肌、髂腰肌	肾脏（肾经）	vit A、vit E
腰方肌	阑尾（大肠经）	vit A、vit E、共生有机体
股四头肌	小肠（小肠经）	钙、vit D、复合 vit B、辅酶 Q10、共生有机体
菱形肌	肝脏（肝经）	vit A、vit C、抗氧化剂
骶棘肌	膀胱（膀胱经）	vit A、vit E、vit C、钙
缝匠肌	肾上腺（心包经）	vit B_3、vit B_5、vit B_6、vit B_9、vit B_{12}、vit C、酪氨酸、肾上腺提取物
前锯肌	肺（肺经）	vit C、vit E、β 胡萝卜素、硒、N– 乙酰半胱氨酸
比目鱼肌	肾上腺（心包经）	
胸锁乳突肌	鼻窦（胃经）	vit B_3、vit B_6、碘
锁骨下肌		镁
肩胛下肌	心脏（心经）	vit B_2、vit B_3、vit E、镁、左旋肉碱
前臂旋后肌	胃（胃经）	钙、镁、铁、磷酸酶、vit B_5、PUFA
冈上肌	大脑（任脉）	PUFA、磷脂酰胆碱、抗氧化剂
阔筋膜张肌	大肠（大肠经）	共生有机体、L– 谷氨酰胺、铁
大圆肌	脊柱（督脉）	
小圆肌	甲状腺（三焦经）	碘、硒、锌、锰、vit A、复合 vit B、酪氨酸
胫骨前肌	膀胱（膀胱经）	vit A、vit B_1、复合 vit B、钾
胫骨后肌	肾上腺（心包经）	vit B_3、vit B_5、vit B_6、vit B_9、vit B_{12}、vit C、酪氨酸、肾上腺提取物
斜方肌上部	眼、耳（肾经）	vit A、vit B_2、vit B_3、复合 vit B、生物类黄酮、PUFA、钙
斜方肌下部、中部	脾脏（脾经）	vit C、钙
肱三头肌	胰腺（脾经）	vit A、vit B_3、锌、硒、铬、镁、酶、PUFA

注：vit，维生素；PUFA，多不饱和脂肪酸。

缩写

A.（Arteria）动脉

BWS（Brustwirbelsäule）胸椎

C（Halswirbel）颈

Ca（Kalzium）钙

Cr（Chrom）铬

Cu（Kupfer）铜

Fe（Eisen）铁

HWS（Halswirbelsäule）颈椎

ICR（Intercostalraum）肋间

J（Jod）碘

K（Kalium）钾

KG（Konzeptionsgefäß）任脉

L（Lendenwirbel）腰

LG（Lenkergefäß）督脉

LWK（Lendenwirbelkanal）腰椎管

LWS（Lendenwirbelsäule）腰椎

M./Mm.（Musculus/Musculi）肌肉

Mg（Magnesium）镁

N.（Nervus）神经

NL（Neurolymphatischer Refl expunkt）神经淋巴反射点

NV（Neurovaskulärer Refl expunkt）神经血管反射点

PIR（Postisometrische Relaxation）等长收缩后放松

PNF（Propriozeptive neuromuskuläre Fazilitation）本体感受神经肌肉促进技术

Proc.（Processus）突

PUFA（Polyunsaturated fatty acid）多不饱和脂肪酸

S（Kreuzbeinwirbel）骶椎

Se（Selen）硒

SIG（Sakroiliakalgelenk）骶髂关节

SOT（Sacro occipital technique）骶枕技术

SRS（Spondylogenes Reflexsyndrom）脊源性反射综合征

SR–Zuordnung（Spondylogene Reflexzuordnung）脊源性反射分配

Th（Brustwirbel）胸

TL（Therapielokalisation）治疗定位

TrP（Triggerpunkt）触发点

V.（Vena）静脉

vit.（Vitamin）维生素

Zn（Zink）锌

Meridiane（Leitbahnen）经络（经络）

3E　（Dreifacher-Erwärmer-Meridian）三焦经

Bl　（Blasen-Meridian）膀胱经

Di（Dickdarm-Meridian）大肠经

Dü　（Dünndarm-Meridian）小肠经

GB（Gallenblasen-Meridian）胆经

He（Herz-Meridian）心经

Le（Leber-Meridian）肝经

Lu（Lunge-Meridian）肺经

Ma（Magen-Meridian）胃经

Mi（Milz（-Pankreas）-Meridian）脾经

Ni（Nieren-Meridian）肾经

Pe（Perikard-Meridian）心包经

参考文献

Angermaier, U. S. (2006). Studie zur Sedationsfähigkeit von Magneten. Applied Kinesiology 1(1).

Beardall, A. G. (1980). Clinical Kinesiology, Vol. I: Muscles of the low back and abdomen. Portland, OR, Human Biodynamics.

Beardall, A. G. (1981). Clinical Kinesiology, Vol. II: Muscles of the pelvis and thigh. Portland, OR, Human Biodynamics.

Beardall, A. G. (1983). Clinical Kinesiology, Vol. IV: Muscles of the upper extremities, forearm and hand. Portland, OR, Human Biodynamics.

Beardall, A. G. (1985). Clinical Kinesiology, Vol. V: Muscles of the lower extremities, calf and foot. Portland, OR, Human Biodynamics.

Bennett, T. J. (1977). Dynamics of Correction of Abnormal Function, ed. R. J. Martin. Sierra Madre, privatly published.

Bergsmann, O. und R. Bergsmann (1997). Projektionssyndrome. Wien, Facultas.

Carpenter, S. A., J. Hoffman et al. (1977). An Investigation into the effect of organ irritation on muscle strength and spinal mobility. J Clin Chiropractic 2(6): 22–23 und 3(1): 42–60.

Chaitow, L. (1988). Soft-tissue manipulation. Wellingborough, Thorsons.

Dvorák, J. und V. Dvorák (1991). Manuelle Medizin, Diagnostik. Stuttgart, Thieme.

Frick, H., H. Leonhardt, et al. (1992a). Allgemeine Anatomie, spezielle Anatomie 1. Stuttgart, Thieme.

Frick, H., H. Leonhardt, et al. (1992b). Spezielle Anatomie 2. Stuttgart, Thieme.

Garten, H. (2012). Lehrbuch Applied Kinesiology: Muskelfunktion, Dysfunktion, Therapie. 2. Aufl . München, Elsevier Urban & Fischer.

Garten, H. (2016). Applied Kinesiology, Funktionelle Myodiagnostik in Osteopathie und Chirotherapie. München, Elsevier Urban & Fischer.

Garten, H. und G. Weiss (2007). Sytemische Störungen – Problemfälle lösen mit Applied Kinesiology. München, Urban & Fischer.

Gerz, W. (2000). Applied Kinesiology in der naturheilkundlichen Praxis. Wörthsee, AKSE-Verlag.

Goodheart, G. J. (1964). Applied Kinesiology. 20567 Mack Ave., Grosspoint, MI, 48236–1655, USA, privatly published.

Goodheart, G. J. (1965). Applied Kinesiology 1965 Workshop procedure manual, 2th ed. 20567 Mack Ave., Grosspoint, MI, 48236–1655, USA, privatly published.

Goodheart, G. J. (1966). Chinese lessons for chiropractic. Chiro Econ 8(5).

Goodheart, G. J. (1970). Applied Kinesiology 1970 Workshop procedure manual, 7th edition. 20 567 Mack Ave., Grosspoint, MI, 48236–1655, USA, privatly published.

Goodheart, G. J. (1971). Applied Kinesiology 1971 Workshop procedure manual, 8th ed. 20567 Mack Ave., Grosspoint, MI, 48236–1655, USA, privatly published.

Goodheart, G. J. (1976). Applied Kinesiology 1976 Workshop procedure manual, 12th ed. 20, 567 Mack Ave., Grosspoint, MI, 48 236–1655, USA, privatly published.

Goodheart, G. J. (1979). Applied Kinesiology 1976 Workshop procedure manual, 15th ed. 20567 Mack Ave., Grosspoint, MI, 48236–1655, USA, privatly published.

Hack, G. D., R. T. Koritzer, et al. (1995). Anatomic relation between the rectus capitis posterior minor muscle and the dura mater. Spine 20(23): 2484–2486.

Janda, V. (1994). Manuelle Muskelfunktionsdiagnostik. Berlin, Ullstein-Mosby.

Jones, L. H. (1981). Strain and counterstrain. Newark, American Academy of Osteopathy.

Kendall, H. O. und F. P. Kendall (1952). Functional muscle testing. Physical medicine and general practice, Chapt. XII. New York, Paul B. Hoeber.

Kendall, F. und E. Kendall (1983). Muscle-testing and function. Baltimore, Williams and Wilkins.

Leaf, D. (1979). A valididation study on the effects of music on the muscle strength of the body. Proceedings of summer meeting, International College of Applied Kinesiology, Detroit.

Leaf, D. (1996). Applied Kinesiology fl owchart manual. Samoset, MA, MoJo-Enterprise.

Lewit, K. (1992). Manuelle Medizin. Leipzig, Johann Ambrosius Barth.

Lines, D. H., A. J. McMillan, et al. (1990). Effects of soft tissue technique and Chapman's neurolymphatic refl ex stimulation on respiratory function. J. Aust

Chiropractors Assoc. 20(1): 17–22.

Lovett, R. W. und E. G. Martin (1916). Certain aspects of infantile paralysis with a description of a method of muscle testing. Jama 66(10).

Mitchell, F. L. j. (1995–1999). The muscle energy manual. East Lansing, Michigan, MET Press.

Owens, C. (1937). An endocrine interpretation of Chapman's refl exes. Chattanooga, TN, American Academy of Osteopathy.

Palastanga, N., D. Field, et al. (1989). Anatomy and human movement: Structure and function. Oxford, Butterworth- Heinemann.

Patten, J. (1998). Neurologische Differentialdiagnose. Berlin, Springer.

Rauch, E. (1994). Lehrbuch der Diagnostik und Therapie nach F. X.Mayr. Heidelberg, Haug.

Richardson, C., C. Snijders, J. A. Hides, L. Damen, M. S. Pas und J. Storm (2002). The relationship between the transversus abdominis muscles, sacroiliac joint mechanics, and low back pain. Spine 27(4): 399–405.

Schiebler, T. H., W. Schmidt, et al. (1999). Anatomie, Zytologie, Histologie, Entwicklungsgeschichte, makroskopische und mikroskopische Anatomie des Menschen. Berlin, Springer.

Schmitt, W. H. und S. F. Yanuck (1999). Expanding the neurological examination using functional neurological assessment part II. International Journal of Neuroscience 97: 77–108.

Schupp, W. (1993). Funktionslehre in der Kieferorthopädie. Bergisch Gladbach, Fachdienst der Kieferorthopäden.

Siebert, G. K. (1995). Atlas der zahnärztlichen Funktionsdiagnostik. München, Hanser.

Sutter, M. (1975). Wesen, Klinik und Bedeutung spondylogener Refl exsyndrome. Schweiz Rdsch Med Prax 64(42): 1351–1357.

Travell, J. G. und D. G. Simons (1983). Myofascial pain and dysfunction, Vol. I. Baltimore, Williams & Wilkins.

Travell, J. G. und D. G. Simons (1992). Myofascial Pain and Dysfunction, Vol. II. Baltimore, Williams and Wilkins.

Walther, D. S. (1981). Applied Kinesiology, Vol. I. 275, West Abriendo Av., Pueblo, CO 81004, Systems D. C.

Walther, D. S. (1983). Applied Kinesiology, Vol II. 275, West Abriendo Av., Pueblo, CO 81004, Systems D. C.

Walther, D. S. (2000). Applied Kinesiology, Synopsis. 275, West Abriendo Av., Pueblo, Colorado 81004, Systems D. C.

Weiss, G. (2009). Mechanorezeptoren-Challenge (Reiben) als adäquater Reiz zur Muskelfazilitierung und Differentialdiagnose einer Muskeldysfunktion. MJAK, 38(2): 12–16.

Winkel, D., A. Vleeming, et al. (1985). Nichtoperative Orthopädie der Weichteile des Bewegungsapparates, Teil 2. Stuttgart, Gustav Fischer.

索引